图解圆运动古中医临床应用丛书

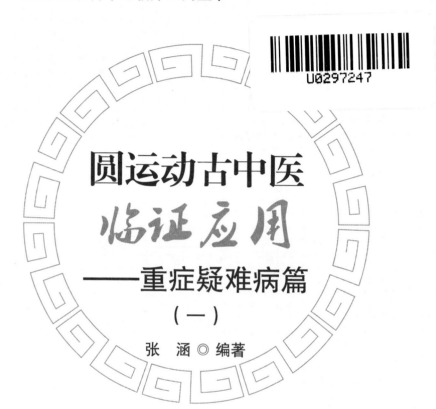

圆运动古中医
临证应用
——重症疑难病篇
（一）

张　涵 ◎ 编著

中国健康传媒集团
中国医药科技出版社

内容提要

本书以形象化、简单化的绘图结合临床具体病例，论述了重症疑难病的辨证论治，深入浅出地讲解风湿性心脏病、肺癌、甲状腺癌、原发性肝癌、不孕不育、慢性肾炎、系统性红斑狼疮、过敏性紫癜、婴儿黄疸等重症疑难病的病因病机和治法。同时，结合具体的病情详细分析辨证的方法、思考路径和依据，并融汇《黄帝内经》的医理，以圆运动理论处方用药。本书适合中医药爱好者、临床医生、在校医学生等参考阅读。

图书在版编目（CIP）数据

圆运动古中医临证应用. 重症疑难病篇. 一 / 张涵编著. —北京：中国医药科技出版社，2023.3

（图解圆运动古中医临床应用丛书）

ISBN 978-7-5214-3787-4

Ⅰ. ①圆…　Ⅱ. ①张…　Ⅲ. ①疑难病－中医临床　Ⅳ. ① R2

中国国家版本馆 CIP 数据核字（2023）第 034282 号

美术编辑　陈君杞
版式设计　南博文化

出版　**中国健康传媒集团** | 中国医药科技出版社
地址　北京市海淀区文慧园北路甲 22 号
邮编　100082
电话　发行：010-62227427　邮购：010-62236938
网址　www.cmstp.com
规格　880×1230mm $^{1}/_{32}$
印张　5 $^{1}/_{2}$
字数　126 千字
版次　2023 年 3 月第 1 版
印次　2023 年 3 月第 1 次印刷
印刷　三河市万龙印装有限公司
经销　全国各地新华书店
书号　ISBN 978-7-5214-3787-4
定价　38.00 元

获取新书信息、投稿、为图书纠错，请扫码联系我们。

前言

感恩先师讳李可先生的教诲，感恩国家成立李可中医药学术流派，感恩志在复兴中医的仁人志士同道的共同努力和帮助。《圆运动古中医临证应用》于2010年出版，至今已有10余年，深受广大中医同道及中医爱好者垂爱，深表感谢！

能因此使许多人受益，或使患者研习医理而疗愈，或使初学者以此而入医学门径，或使有缘同道医术增上，聊慰寸心。

余10多年来致力于传承古圣先贤医道，传承实践"李可中医药学术流派"中医思想理论，"筚路蓝缕，以启山林"，创立六度古中医学塾，做普及古中医、恢复传统中医教育的工作，培养圆运动古中医理论实践临床人才；验证了《黄帝内经》《伤寒杂病论》《神农本草经》《温病学》的千古不易之实用价值；治疗了许多大病、重症、疑难病。相信圆运动古中医学理论必将为众多医学难题的攻克做出贡献。先贤彭子益先生的《圆运动的古中医学》为今后传统中医教育奠定了坚实的基础，证实了彭子益先生提出的圆运动古中医理论既是快速入门中医殿堂的捷径，也是全面掌握中医理论的必由之路、提高阶梯。

余十数年学医治教，力求回归经典，师法岐黄、神农、仲景等诸圣贤，如理熏修，理法方药亲证实践；深感中医乃仁术，救治疾苦无处不在；临床中或偶有所得，不敢私藏，或有不足，不敢隐瞒，坦陈成败；期望中医同仁，共怀承传复兴中医之大义，相互启发，相互勉励，相互帮助。若有一得之见，倘使一人受益，心感幸甚！若见不当之处或可知避，亦感幸甚！希望本书的出版能为培养中医临床人才、传承和复兴中医做出贡献。

学医必须明理，而把复杂的问题简单化，玄妙的问题直观化，抽象的问题形象化，是普及中医教育的重要方法。

本书以图表等方法解读医案，把抽象的问题形象化，把复杂的问题简单化，把中医的玄妙理论用生活中的事物直观表述，使医理昭然，致力中医人人明理，并且让患者也能明白疾病的病理和治疗原理。

让患者明明白白吃药、明明白白治病，改变对中医"稀里糊涂治愈疾病"的认知。中医明理生活化、简单化是中医传承、推广和普及的必由之路。

圆运动古中医的理、法、方、药另有专著，详细论述见《圆运动古中医图解经方》《圆运动古中医图解本草经》，兹不赘述。

吾逢此世，有缘恩师授业，步入中医之门，作为"李可中医药学术流派"的传承弟子之一，自不敢妄自菲薄，必当尽力担当重任，"复兴中医，舍我其谁！"希望每个中医人都能责无旁贷，勇担道义。

本书之宗旨，即在于普及中医，使人人知医。通过对具体病例的病因病机、理法方药进行分析，帮助读者快速入门中医殿堂，对疾病有正确的认知。

愿患者读之，明正确治法，不致误治使轻病转重，枉受苦难！或患者自己困而学医，自利利他，惠及父母、妻儿、亲朋好友。

愿无病者读之，以病例之苦患为鉴，惜身爱命，注重养生，不经苦患；或未雨绸缪，研习中医，利己及人，为普及中医做出贡献。

愿有志于中医之学者读之，鉴此临证之得失，受些微启发，愿医德医术增上，皆臻上工。

此书稿所选医案，皆是在学习治教实践中与余有缘的真实病例，由六度学堂的弟子张芳臻和众多学子见证记录并参与整理。自知医术尚浅，临证未达工巧，然知愧于昨之不足，信今之不逮，诚惶诚恐，唯期高明方家指正谬误，不吝赐教。

2022 年 7 月

张涵于河南濮阳六度古中医学塾

声　明

　　为继承和发扬李可老中医学术流派的思想，国家中医药管理局于2011年3月9日正式在南方医科大学南方医院设立李可中医药学术流派传承基地。

　　本书旨在分享李可中医药学术流派的实践经验，给读者以启发，抛砖引玉。

　　先师讳李可先生自创破格救心汤、攻毒承气汤等方剂28首，运用古中医理、法、方、药，临床50余年，对各科疑难杂症均有独到的救治经验。先师擅于破格用药，驾驭大毒之药救治急危重症、疑难病，经常一剂知、二剂已。

　　善于破格用药是本学术流派的特色，临床辨证处方用药不拘泥于成法。

　　特别提示：

　　中医自古以来治疗疾病都是在辨证论治的基础上，一人一方，如同一把钥匙开一把锁；疾病症状或有相同，辨病因病机却未必相同，临证必须明辨病因病机，方能执万病之牛耳，不可"执方欲加"，故本书中医案处方不可照搬施治于病人！

　　本书中所有方剂的剂量均是笔者在师传用药心法的指导之下所拟，请广大读者不要生搬硬套，盲目照搬使用书中所载的方剂。照抄处方所引起的任何后果，笔者和出版社不负相关责任。

中国医药科技出版社

张涵

目录

急危重症，阳微欲绝，师法破格救心汤

——询诊指导：肺间质纤维化、慢性阻塞性肺疾病致急危重症

2010年11月12日，收到一份电子邮件（内容如下）。

张老师：

您好！我父亲1933年出生，今年78岁，1999年与我哥生气后，双上肢手抖，行动迟缓，浑身无力，经多家医院诊断为帕金森病、脑动脉硬化、脑梗死。此后，父亲长年累月服用中药，以控制病情发展。2008年4月，父亲在喂鸡时被鸡叨掉1块肉，之后就开始发热，在此之前，他很少感冒。询问多位医生，均认为鸡嘴上没有毒，所以我也没有放在心上。现在想来，父亲在被鸡叨之前很少感冒，而在之后持续低热（37.3~37.5℃）。后又出现10余次步态不稳摔倒，2008年9月、2009年7月分别在当地医院住院；2009年曾出现4次休克，在揉搓胸部和灌开水后得以醒来，但他本人并不知道发生过的事情；2010年6月、9月两次住院，引起了我的注意，仔细看医生的诊断证明得知为慢性阻塞性肺疾病、慢性气管炎、肺间质纤维化；2010年10月20日

在医院就诊，诊断为肺间质纤维化、慢性阻塞性肺疾病。经治疗，第1次开了15剂中药、6天的西药（头孢米诺钠针、地塞米松磷酸钠针）、6天的增强免疫力西药（匹多莫德片）。前6天服药后父亲身上不再出汗，体温正常，浑身轻松。但6天西药用完后，仅服中药，又出现发热，服用感冒药后大汗淋漓。

刻下症：没有精神，不想动，嗜睡，痰多，起步困难，吃饭和喝热水时的体温为37.4℃，双下肢肿胀无力。活动后气喘，有声音（不知是痰鸣还是哮鸣音）。免疫力极差，很容易感冒。

主要想请您治疗肺间质纤维化，若能兼顾帕金森病最好。在此谢了！

2010年11月12日

当时考虑症状复杂，未能面诊，凭上述内容无法准确辨证，遂建议患者至别处诊治。2010年12月2日夜，我正在赴山西途中大巴上，接到这位患者家属的求救电话，言其父已住院，并已下病危通知。患者刻下昏迷，痰声辘辘，目前正在手术室，要行气管切开取痰术，因麻醉医生未到位而不能手术。血压已下降到60/40mmHg，用升压剂无效，发热，插鼻饲管。特求方于我，问还有无方法可挽回。

当时我若不施以援手，此人多难挽回。于是我无暇多虑，立即口述破格救心汤方加减，让他连夜备药煎煮，日夜2剂。患者家属平时喜好中医，家备有附子等药，救急之时，不须去中药店买药。

后来他电话联系告知，2010年12月3日上午，患者服药后血压忽然升高，后渐回落。4日开始睁眼，渐恢复意识，身热渐退。5日体温正常。

他记录了很详细的服药过程，我们一直保持电话联系。患者治疗半个月后出院，体质胜于之前，因天气冷一直未能面诊。我们通过电话沟通治疗方案直到2011年5月，期间解决了几次变证。虽赞叹他恪尽孝道，但这种诊治方法如临深渊、如履薄冰，实不足取。

附：部分邮件记录

张老师：

您好！经过您的悉心治疗，我父亲的病情已有明显改善。

现将病例呈上。

2010年12月7日

张老师：

您好！我把父亲服药后的病情变化情况写在附件里，希望您在百忙中抽时间看看，如有不妥的地方，请指正。

用药后病情变化：

2010年12月2日中午入院，同日19时许病情加重，并进行了抢救，氧气、胃管、尿管、微量注射泵（用于推入升压药）、心电监护全部用上。21时左右下发病危通知书，并建议切开气管，住进重症监护室，后因麻醉手术医生未到位才没有切开气管。父亲平时喜爱甜食，痰多、黏稠、不易咳出。

2010年12月3日12：35开始服用中药。

第1次：附子100克，干姜45克，炙甘草60克，龙骨30克，牡蛎30克，磁石30克，山萸肉120克，高丽参30克。服用2剂。体温38.9~39.3℃；心率90~280次/分（晚上推入中药后瞬间达到280次/分，后逐渐回落到90次/分左右）；微量注射泵8~10ml/h；血压64~168/46~88mmHg（血压极其不稳）；血氧饱和度70%~99%（喉咙有痰时较低）；大便2次（成形、较好），小便偏红。

第2次：附子100克，干姜45克，炙甘草60克，龙骨30克，牡蛎30克，磁石30克，山萸肉120克，高丽参30克，龟甲30克，阿胶15克，山药45克，茯苓30克。服用2剂。体温38.3~38.9℃；心率105~125次/分（一般在120次/分左右）；血压64~168/46~88mmHg（有好转迹象）；血氧饱和度70%~99%（喉咙有痰时较低）；大便4次（成形、较好），小便偏红。4日晚间睁眼1次，时间1分钟左右（4剂药服完，准备服用第5剂药时）。

第3次：附子60克，干姜30克，炙甘草60克，龙骨30克，牡蛎30克，磁石30克，山萸肉120克，高丽参30克，龟甲30克，阿胶15克，山药45克，茯苓30克，乌梅30克。服用2剂。5日体温37.6~37.9℃；心率105~125次/分（一般在120次/分左右）；微量注射泵6~8ml/h；血压64~168/46~88mmHg（较稳定）；血氧饱和度70%~99%（喉咙有痰时较低）；大便2次（成形、较好），小便偏红。6日晚间睁眼3次。

第4次：附子60克，干姜30克，炙甘草60克，龙骨30克，牡蛎30克，磁石30克，山萸肉120克，高丽参30克，龟甲30克，阿胶15克，山药45克，茯苓30克，乌梅30克。服用2剂。6日体温37.2~37.6℃；心率105~125次/分（一般在110次/分左右）；微量注射泵5~6ml/h；血压64~168/46~88mmHg（较稳定）；血氧饱和度70%~99%（喉咙有痰时较低）；大便2次（成形、较好），小便淡黄。6日晚间睁眼3次；排斥吸痰（用舌头阻挡吸痰管）。

第5次：附子60克，干姜30克，炙甘草60克，龙骨30克，牡蛎30克，磁石30克，山萸肉120克，高丽参30克，龟甲30克，阿胶15克，山药45克，茯苓30克，乌梅30克，鲜竹沥20ml。服用2剂。7日体温37.2~37.6℃；心率93~125次/分（一般在110次/

分左右）；微量注射泵2.5ml/h；血压64~139/46~88mmHg（收缩压一般在115mmHg左右）；血氧饱和度70%~99%（喉咙有痰时较低）；大便2次（成形、较好），小便淡黄。7日上午睁眼4次，下午睁眼3次；吸痰时由于不适骂护士2次。

8日上午吃第13剂药，体温36.4℃，有时37℃；大便1次，小便稍偏红；心率95次/分左右；血压89~116/46~80mmHg；呼吸16次/分左右；痰多、较深不易抽出。

2010年12月8日

附：详细病程记录（有部分删减）

2010年12月8日，体温36.2~36.9℃；心率93~125次/分（一般在110次/分左右）；微量注射泵2.5ml/h；血压64~139/46~88mmHg（收缩压一般在115mmHg左右）；血氧饱和度70%~99%（喉咙有痰时较低）；大便1次（成形、较好），小便淡黄。上午、下午均有睁眼，精神较好；没有吸痰。22：27通过短信被告知调整药方，去乌梅，加桔梗20克。

2010年12月9日，体温36.2~36.6℃；心率93~125次/分（一般在110次/分左右）；微量注射泵2.5ml/h；血压64~139/46~88mmHg（收缩压一般在115mmHg左右）；血氧饱和度70%~99%（喉咙有痰时较低）；大便1次（成形、较好），小便淡黄。上午、下午均有睁眼，精神较好；没有吸痰。服中药2剂，吃到10日晚。

2010年12月10日，体温36.9~37.4℃；心率93~125次/分（一般在110次/分左右）；微量注射泵2.5ml/h；血压64~139/46~88mmHg（收缩压一般在115mmHg左右）；血氧饱和度70%~99%（喉咙有痰时较低）；大便1次（成形、较好），小便淡黄；精神不好；吸痰2次。21：30买中药1剂、阿胶1盒（125克），随后立即煎药。

2010年12月11日，体温37~37.3℃。大便黑、量多，小便有白絮状浑浊；精神有所好转。买中药5剂，高丽参4盒，后煎药3剂，22：00被告知调整药方，去桔梗，加芦根45克（不要考虑体温）。

2010年12月12日，精神状态有所好转，上午大便1次，小便有白色絮状物；用棉签从喉咙挑出一口黏稠痰。体温37.2℃，心率72次/分，血氧饱和度96%，血压105/56mmHg。9时煎好药，19时开始服用第16剂药（含桔梗），并买中药4剂（附子60克，干姜30克，炙甘草60克，龙骨30克，牡蛎30克，磁石30克，山萸肉120克，高丽参30克，龟甲30克，阿胶15克，山药45克，茯苓30克，芦根45克，鲜竹沥20ml）。

2010年12月13日，精神尚可，上午、下午各大便1次，色黑、量多。10：40去氧气、憋尿；心率76次/分；血氧饱和度96%；呼吸16次/分；血压96/50mmHg；体温36.5~37.2℃；急躁时有大汗。15：40开始服用第17剂药。20：00煎好第18剂药。

2010年12月14日，中午吃完第18剂药，16时左右叫醒后，一直精神较好。

2010年12月15日，整天清醒，上午10时去尿管。买中药6剂（附子60克，干姜30克，炙甘草60克，龙骨30克，牡蛎30克，磁石30克，山萸肉120克，高丽参30克，龟甲30克，阿胶15克，山药45克，茯苓30克，芦根45克，鲜竹沥20ml）。中午买芦根90克，17：50吃完第20剂药。晚上煎好第21剂药（调整芦根）。

2010年12月16日，整天清醒。10时服用第22剂药（调整芦根）。10：50去心电监护。19时煎好第23剂药（15日买的6剂药中的第1剂）。

2010年12月17日，精神好，19时下床，走第2圈时较累，给予吸氧，体温37.7℃。8时煎好第24剂药（15日买的6剂药中的第 2 剂）。10：50 至 19：50 服药。20 时煎好第 25 剂药（15 日买的 6 剂药中的第 3 剂）。

2010 年 12 月 18 日，精神好，下床 2 次，气喘，抬肩，体温 37.1~37.5℃。8 时煎好第 26 剂药（15 日买的 6 剂药中的第 4 剂），10 时服药 1 次。11：50 去氧气管。19 时买中药 6 剂（附子 60 克，干姜 30 克，炙甘草 60 克，龙骨 30 克，牡蛎 30 克，磁石 30 克；山萸肉 120 克，高丽参 30 克，龟甲 30 克，阿胶 15 克，山药 45 克，茯苓 30 克，芦根 45 克，鲜竹沥 20ml）。19：30 服第 26 剂药第 4 次。20 时煎好第 27 剂药（15 日买的 6 剂药中的第 5 剂），21：30 服药 1 次。

2010 年 12 月 19 日，精神好，下床 2 次，腿部有力，能自己坐，医生建议出院，体温 36.5~37.4℃。8 时煎好第 28 剂药（15 日买的 6 剂药中的第 6 剂），11 时服药 1 次，19 时服药第 4 次。截至此时，服药共计 28 剂。19：50 拔除胃管。20 时煎好第 29 剂药（18 日买的 6 剂药中的第 1 剂）。

2010 年 12 月 20 日，小便清，大便 1 次，精神好，扶着能走几步，坐 1.5 小时，体温 36.5~37℃。医生嘱出院。8：30 煎好第 30 剂药（18 日买的 6 剂药中的第 2 剂），11：10 服药 1 次。19 时煎好第 31 剂药（18 日买的 6 剂药中的第 3 剂）。20 时服第 30 剂药第 4 次。

2010 年 12 月 21 日，大便 2 次，精神好，体温 36.5~37.1℃，偶有气喘。11 时煎好第 32 剂药（18 日买的 6 剂药中的第 4 剂），并服药 1 次。12 时出院，回家后由于停电室温较低，出现鼻流清涕，睡前体温 36.8℃。21 时服第 32 剂药第 4 次。

2010 年 12 月 22 日，大便 1 次，体温 36.9~37.3℃，急躁时有汗出。9：30 买中药 10 剂（附子 60 克，干姜 30 克，炙甘草 60 克，龙骨 30 克，牡蛎 30 克，磁石 30 克，山萸肉 120 克，高丽参 30

克，龟甲30克，阿胶15克，山药45克，茯苓30克，芦根45克，鲜竹沥20ml），高丽参两盒（150克）。16时煎好第34剂药（18日买的6剂药中的第6剂）。

2010年12月23日，大便2次，体温36.9~37.3℃。

2010年12月24日，没有大便，体温36.9~37.3℃。

2010年12月25日，大便2次，第2次较稀不成形；能下床，精神不好，嗜睡，有清涕，晚上每隔5分钟就需要让人翻身1次；体温36.9~37.1℃。

2010年12月26日，上午大便1次，大便呈稀水样，体温36.9~37.1℃。由于回家这几天天冷，故很少下床活动。急躁时，两手抖动明显（帕金森病）；全身汗出，尤其是两肩、颈部有汗，额头微汗。至此共服中药39剂。

2010年12月27日，没有大便，体温36.9~37.3℃。上午张老师让服用培元固本散。18时脸发红（张老师说是肺部问题）。下午张老师调整药方，附子减10克。至此共服用中药41剂。

2010年12月28日，没有大便，体温37.3℃。20：30患者自己拔掉胃管，感觉胃中不适；药喝到最后打嗝、咳嗽。晚上减少2次服药，饭也减量。

2010年12月29日，开始服用剩下的3剂减量中药（附子50克，干姜30克，炙甘草60克，龙骨30克，牡蛎30克，磁石30克，山萸肉120克，高丽参30克，龟甲30克，阿胶15克，山药45克，茯苓30克，芦根45克，鲜竹沥20ml）。9时精神较前两天好，大便1次，体温36.6℃。18时精神好，体温36.8℃。

2011年1月7日，8：30起床头晕。8：40服第53剂药第1次。9：30服培元固本散第20次，稍有头晕。10时喂饭1碗。13：05服第53剂药第2次。13：55服固本散第21次。15：55分服第53剂药第3次。17时张老师嘱买7天的药，附片减5克，2天3剂（附子

45克，干姜30克，炙甘草60克，龙骨30克，牡蛎30克，磁石30克，山萸肉120克，高丽参30克，龟甲30克，阿胶15克，山药45克，茯苓30克，芦根45克，鲜竹沥20ml）。19：25服第53剂药第4次。20：05服固本散第23次。20：15喂饭1碗。21时大便1次。23时服第54剂药第1次。

2011年1月8日，8：25服第54剂药第2次。8：50服培元固本散第23次。9：50喂饭1.5碗。10：20刚躺床上自觉头晕。13：20服第54剂药第3次。13：50服固本散第24次。14：30患者自己吃了半碗饭。16：40服第54剂药第4次。19：40大便1次。晚上开始服1月7日买的中药（附子减量至45克）。20：25服第55剂药第1次。18：50先扶着行走，而后逐渐可自己行走，大便后感觉走得很稳。

2011年1月10日，8：40大便1次。8：50服第56剂药第4次。服药后扶着一只手臂行走，不需要拐杖，走得有劲、很稳。9：10服培元固本散第29次。自从胃管拔掉，用嘴吃饭、吃药后，舌有苔，精神好于往昔。10多年来的舌无苔、舌红、舌上水多的情况均有明显改善。

2011年1月15日，8时吐了1大口痰。8：50服第63剂药第2次，吐了1大口痰。9：20服培元固本散第44次。11：25分与张老师通电话："2011年1月4日，大便色变黄；10日大便干，排便较困难；12日开始由原来每天白天睡5次减少到1次，由每天白天睡10个小时减少到2个小时。"张老师调整药方，加熟地黄45克（即附子45克，干姜30克，炙甘草60克，龙骨30克，牡蛎30克，磁石30克，山萸肉120克，高丽参30克，龟甲30克，阿胶15克，山药45克，茯苓30克，芦根45克，鲜竹沥20ml，熟地黄45克）。

2011年1月24日，8：10起床时大便偏稀。9：10服第74剂药第4次。9：20咳痰1口，较稀。9：45服培元固本散第70次，体温36.3℃。10：10喂饭1碗、酥饼1块。12时告诉张老师父亲出现紫斑，左手1大块（手小指指腹大小），右手3小块（麦粒大小）；舌尖红；大便干，时有稀水。张老师调整药方，附片减到30克（即附子30克，干姜30克，炙甘草60克，龙骨30克，牡蛎30克，磁石30克，山萸肉120克，高丽参30克，龟甲30克，阿胶15克，山药45克，茯苓30克，芦根45克，鲜竹沥20ml，熟地黄45克）。17：30服第76剂药第4次，体温37.1℃。

2011年1月25日凌晨4时，大便多有稀水。26日、27日凌晨4时，多大便稀、不成形，但白天大便成形，精神好，行走时有时不需要拐杖，走得稳；手凉、脚趾凉。今天（28日）凌晨大便没有稀水。

2011年1月25日，8：40服第76剂药第1次（开始服用30克制附子）。9：15服培元固本散第73次。至2011年3月7日，仅上午服1次中药。于2011年3月8日停服中药。2011年3月9日凌晨2时许，体温39.3℃；气喘，上气不接下气。

多次建议患者至别处就医面诊均无果，无奈电话调方直至2011年5月，其间病变多次，电话调方均解决。深知四诊缺三，行险于侥幸，实乃万不得已之法。终于2011年5月推荐其至他处就医。

按： 先师讳李可先生在治疗急危重症方面，创制了破格救心汤。对于阳微欲绝、生命垂危的患者，破格救心汤能救生死于顷刻，迅速纠正全身衰竭状态，活人无数。

执方欲加，祸不旋踵

——询诊指导：纠正误治致高热

2010年9月28日，我时在外地，一些时间不便接听电话。20：40收到一短信："张涵您好，0411……这个电话是我拨的。这么晚不知是否打扰您？经人介绍，想咨询一下我母亲的病证……"

后通过电话沟通得知：这位刘兄业余爱好中医，其母今年66岁，曾于2005年因患血衄求医于恩师，师为之处引火汤而愈。前几日刘兄为其母诊脉，断为血衄将复发，处引火汤加减，服第2剂突发高热；而后改用大剂破格救心汤，附子用100克，服后高热升至39.9℃，服2剂仍不退热；而后认为属外感，改投麻黄附子细辛汤，服1剂后近昏迷状态、妄语。急去医院求助西医，查血无异常。现已高热数日，问我是否该用白虎汤。

我综合其诉，建议方以乌梅三豆汤合潜阳丹加生半夏，嘱其服1剂，若不能降温，另请医生面诊。次日电话告知，其母服药1次，约1剂之1/3后，体温由39.8℃降至36.8℃；3~4小时后又升至39.8℃。

2010年9月29日21：38收到短信："张涵您好，因方中有生半夏45克，所以我加了生姜45克，不知是否妥当？这是不是热不退的原因？此方母亲才喝1剂，体温最低降到了37℃。"知其因为畏生半夏之毒，而自主加生姜以解毒。嘱其去生姜，守方续用。

2010年9月30日12：27收到短信："张涵您好，现在母亲每100分钟服1次药，体温37.2~37.9℃。轻取右关有力，中取关部无脉，但是尺有力，重取尺部能感脉来有力，指下部无脉。轻取左关略涩，中取关略大而有力，尺部无脉，重取尺部略大而有力。每6.4秒脉动6次，前几日脉动8次，洪大有力。独取左寸，脉长，轻有重无。喜食酸汤。下嘴唇有时扇动，是否加蜈蚣、全蝎？午饭后出小汗，体温37.7℃，腋下、手心已经不烫人，但还是略热。多亏了您的方子，母亲让我向您转达诚挚的谢意。"随后我嘱其不用加蜈蚣、全蝎，守方再用1剂。

2010年10月2日8：25收到短信："昨日14时母亲体温38℃，续服前方。现体温正常，期间咳嗽。今晨大便1次，不成形。是否略加重炙甘草以补土覆火？望指教。"我嘱其不用加药，守方，改2日服1剂。

2010年10月5日10：37收到短信："您好，母亲已40小时未服药，体温亦正常，这一切都是您的功劳，我们全家非常感谢您。祝身体健康，工作顺利。"

按：患者2005年冬至前3~4日出现血衄，曾去灵石为母求医，恩师为之处引火汤而愈。引火汤乃以滋阴为主之剂，壮水之主以制阳光，又加少量肉桂以引阳入阴，故在上之相火得以引之入肾，衄乃愈。

刻下服引火汤2剂反发高热，手心、胁下热烙手。思之此热当是阴盛格阳。发热症状多见于外感寒邪，卫闭生热；今未曾外感，况外感发热者恶风寒，此证不见恶寒；外感之证多是太阳经受邪，循太阳经循行部位——后背、颈项、头部不适，故发热者，热多在额。今手心、胁下热甚，故此为服引火汤而生高热之证，辨为阴盛格阳证。秋天肺金收降之相火入于肾中，尚未至冬封藏，却被激出，燔灼于上即是高热。

此高热属阴盛格阳，为何服破格救心汤后高热仍然不退呢？破格救心汤方乃恩师所创，救治阳气垂绝之患者，救人无数。为什么施于此证不效？凡治病不可"执方欲加"，必先审病因病机，"观其脉证，知犯何逆，随证治之"！更何况用如此大剂量的附子，却不审病因病机，实属孟浪！附子属火，火曰炎上，此大剂量之附子必犯"壮火食气"之戒。若用小剂量的破格救心汤，可能热已退。治病实则是以药性之偏，治患者中气四维圆运动之偏，如同驾车，方向左偏1°，只需右调1°以校其偏，乃能守中道；未见有方向左偏5°而右调90°者。若不审病之大小，用药不审度量，必用其极！师父破格用药，大剂量附子治垂绝之患者，实是非常之法，我们不可以非常之法为常法！此处用2剂破格救心汤仍高热，即属从大剂滋阴改向大剂温阳，治疗方向猛转180°。病仍不除，又改投麻黄附子细辛汤，患者即进入昏迷状态，是为火气外散引起心神不敛所致。该病本属不收敛，此方又助其发散，已经到了生死危急关头。

听刘兄叙述完，已大概知其病因病机，治则以平疏泄、收敛阳气为主，故建议予乌梅三豆饮合潜阳丹加生半夏。服后体温即降至36.8℃，3~4小时后又升至38℃以上。服此方后，体温一度降至正常，说明药已对症，但其又于收敛之方中自主加入发散之生姜，使收降之力大减，故热退后又反复。仲景先师明申之戒："纵意违师，不需治之。"很多人在求医问诊之时，最忌讳的就是"纵意违师"，或擅自加减药味，或不守禁忌，致药之无功。当引以为教训。去生姜后，1剂热退再无反复，可见生姜等虽药食两用平常之品，亦不可滥用；若与方意相违逆，虽生姜亦不可用。

　　询诊辨证，四诊缺三，乃不得已之法；不可以非常之法为常法，定要面诊，方能细审病因病机以遣方定剂量。

远程询诊，实不足取，四诊缺三，难契病机

——询诊指导：高热寒战，辨证不准

2011年3月17日上午10时接一电话，一位上海友人何兄，诉其母现在武汉，1946年出生，高热数日，体温近40℃。近期服四逆汤，辅以温灸3个月。现周身发冷，满面通红；小便频数，1小时1次；发热而畏寒甚，虽盖4~5层厚被仍冷得发抖。急求处方。当时我正在途中，断为过用温阳伤阴，时值春天生发之时，水不涵木，木气弱而胡乱疏泄，致相火外泄而发热。

建议处方：麦冬15克，白人参15克，五味子30克，生半夏45克（捣碎），茯苓30克，熟地黄45克，制首乌30克，阿胶10克（烊化），乌梅30克，杏仁10克（捣碎），炙甘草15克，麻黄5克。煮1小时。

附：病程记录

2011年3月13日下午开始感觉后头痛，小便频繁，平均半小时1次，尿呈白色，小便时感觉腹部不适，口干口苦，手脚冰冷。

2011年3月14日，感觉和症状同13日一样，晚饭后吃了2

片强力感冒片，尿开始发黄。

2011年3月15日下午开始前额和太阳穴疼痛，发热，怕冷，浑身冰冷，满面通红；小便频繁，平均半小时1次，尿呈黄色；口干口苦。盖4~5床棉被、用暖脚壶还是冷，到了凌晨出了一身汗感觉好些。

2011年3月16日11时30分开始前额和太阳穴疼痛，发热，怕冷，浑身冰冷，满面通红；小便频繁，平均半小时1次，尿呈黄色；口干口苦。盖4~5床棉被、用暖脚壶还是冷。15时左右开始出汗，感觉好了一些，只是浑身无力，想睡觉；肾区感觉发胀。

2011年3月17日早上8时30分开始前额和太阳穴疼痛，发热，发冷，浑身冰冷，满面通红；小便频繁，平均半小时1次，尿呈黄色；口干口苦。盖4~5床棉被、用暖脚壶，还是冷。

后友人来电告知，其母服药半小时后热退。12时开始出汗，喝了1/3的中药，其他感觉好些，只是浑身无力，想睡觉，不想吃饭，口中无味。

20时许，我在火车上接到友人电话，其母又发热，19时45分开始前额和太阳穴疼痛，发热，怕冷，浑身冰冷，满面通红，寒战，以致床随之吱响。问后得知其母常便秘，3~5日一行，目前已5日无大便。嘱其守方。若明日无大便，可服下方：大黄10克（后下），枳实10克，厚朴10克，人参15克，炙甘草18克。若有大便则不需服。

片刻后又来电，言甚急切，其母寒战甚，寒战引床铺吱嘎作响，覆4床厚被亦觉寒冷彻骨。嘱急取药煎30分钟，顿服。然后再煮1小时，顿服。

喝了1/2的中药后热渐退。22时30分喝了余下的中药，感觉腹胀，整晚微微出汗，一直口干口苦，肾区发胀。

2011年3月18日凌晨5时30分开始大便，先是条形，后是稀便，口干口苦，腹胀。6时30分开始前额和太阳穴疼痛，发热，怕冷，浑身冰冷，满面通红，仍口干口苦。

2011年3月18日早7时，友人来电，其母腹胀甚。嘱用下方：白术15克，砂仁10克，炙甘草10克，厚朴10克，党参23克，茯苓15克，乌梅30克，阿胶10克。1剂煮1小时，分2次，与第1方间服。

2011年9时30分大便1次，仍有腹胀。10时开始热退汗出，全身燥热，口干口苦，全身酸痛。

2011年10时35分喝了第1方中药半剂，胃胀。11时40分喝了第2方，全身燥热。14时感觉到饿，吃了一点稀饭；除了全身酸痛、肾区发胀外，其余症状均消失。

2011年3月18日18时，与其母通电话，诸症去，无发热。嘱其第2方去麻黄，与第3方间服，2日。20时56分电话随访，未发热，诸症均去。深夜，何兄电话称其母病情反复，又觉冷甚，邀我出诊。由于当时无法改变行程，所以邀孔师兄出诊。为之处破格救心汤，1剂症去。

按：凭其口述，断为属阴虚证，兼有外感。阴虚不能涵阳，阳气上越，故高热、畏寒甚。服麦门冬汤加味后，阳气得敛，但尚不能与阴完全交合，中焦不能运，故腹胀。第3方运中，故得效；但因顾虑其连服四逆汤加温灸3个月，未敢轻投附子。电话处方，四诊缺三之弊端可见一斑。

救心汤救治各类心衰，泛应曲当

——冠心病植入起搏器、心力衰竭、癃闭

2013年2月12日，我收到电子邮件："我父亲已有20多天没有睡过觉了……心急如焚。2次心肌梗死导致的心力衰竭（简称"心衰"）让他咳嗽、气喘、憋气、躺不下，一躺下就咳嗽、憋气。高血压已经被医生控制住了，严重的前列腺肥大让他尿不出，现已插导尿管……从昨天下午开始出虚汗，血压有点低，90/65mmHg。今早体温35.8℃，但他晚上穿得很少仍觉得热。求救。"我回复："可用破格救心汤。"

2012年3月4日，发来邮件："现在我父亲的心衰处于稳定期，没有喘，偶尔咳。还用救心汤吗？我看李可老师的培元固本散可以治疗各期心衰，能用吗？"我回复："可以。"

2013年3月17日家属来濮阳代诉：今年1月17日，患者因突然晕厥住院，装心脏起搏器。出院后插导尿管；发热，不能盖被；咳，抖动（其女代诉，语焉不详）。治疗拟方如下：制附子45克，炮姜30克，炙甘草60克，龟甲粉30克，砂仁米30克（姜汁炒），高丽参60克，山萸肉60克，生龙骨、生牡蛎各30克，熟地黄60克。加水2.5升，文火煮2小时，分3次服，每3小时1次，14剂（图1）。日夜2剂，2日后，改日1剂。

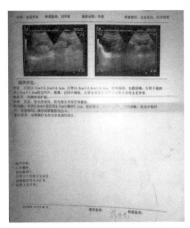

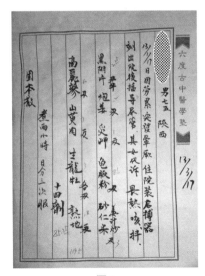

图1

2013年3月24日信曰："父亲昨日喝了1剂药，腹胀，感觉气往下坠，是正常反应吗？"我回复："续用。"

2013年3月31日信曰："服至第6剂药时腹泻1次，而后自觉身体舒服多了。今天服第9剂药，早10时许出现血尿，无其他不适；因插导尿管，怀疑尿道磨破，故用生理盐水冲洗，但下午又出现血尿，是不是用药反应？"我回复："不是，注意观察。"

2013年4月1日信曰："今天带父亲去住院，医生说是膀胱炎，由导尿管引起，中药里用加消炎药吗？"我回复："不用。"

2013年4月3日信曰："目前已服10剂药，现在不太觉得热了。昨天上午拔导尿管，没想到晚上又有尿潴留，引发心动过速（心率105次/分）。后又插上导尿管，症状有所缓解，心率90次/分。昨天检查提示肺纤维化，怎么办？他还有前列腺肥大、心肌梗死。"

2013年4月3日早上9时电话曰："今天在医院突发晕厥，出汗，面色苍白。经抢救已恢复。"嘱服独参汤30克。上午又来电，又服中药，情况稳定。15时52分信曰："现在着急的是导尿管拔不下，夜里睡不好。由于导尿管把里面磨破了，导致出血，医生嘱用盐水冲洗，让其自愈；后来又说刚才病危可能是心肌缺血造成的。他因尿血已两天没睡了，每天尿量白天400~500ml，晚上1500~1600ml。现在小腿微肿，是心脏循环不好引起的。"17时12分信曰："父亲舌苔白，两边有齿痕，自觉舌头麻木、口苦。"我回复："余2剂中，加入地榆炭、茜草炭各20克。并服固本散（患者夫人正在服用固本散），此证心肾将竭，防变！"

2013年4月4日8时51分收到短信（应是4月3日晚上所发）曰："心内科医生今晚会诊，说父亲现在比较危险，建议装心脏支架，但我想吃中药调理，不愿让父亲装支架。他现在状态是：嘴唇颜色不发乌，精神好，脚怕凉，一凉就脚踝痛，手发白，没有血色。"我回复："不建议装心脏支架。"

2013年4月5日9时04分信曰："今早已吃2次止血中药，

血没止住；10时能不能再加服1次？昨天晚上睡得挺好。"我回复："可以加服。出血量大吗？"其曰："医生说出血量不大。但今天血红蛋白下降了，昨天是10.4g/L。今早吃了药，下嘴唇发红。左手还是比较白。"我回复："方中加入枸杞子30克、巴戟天30克、菟丝子30克，每3小时服药1次，1剂分3次服。"其又曰："我家有虫草，要不要加进去？"我回复："可以加入固本散中。"其补充道："父亲吃完饭后有点胃胀，自觉腹中有气，矢气则舒。"

2013年4月5日17时20分信曰："父亲此时血压升高，为140/101mmHg，心率104次/分；这两天血压多在105/75mmHg左右。"

2013年4月6日8时40分信曰："父亲已脱离危险，心率104次/分，血压140/101mmHg；血尿止，脸和手都见血色。请问这个方子去止血药可以继续服用吗？"我回复："2日后再去。"

2013年4月6日14时51分信曰："父亲说喝了这几剂药后有点腹胀，从今早到现在已经大便3次，不成形，不过一次比一次少。"

2013年4月8日8时43分信曰："吃了6剂止血中药，血已止住2天，预计今天下午出院。没想到夜里12时起床喝水时发现又出现尿血了。医生说尿管不拔就很容易出血。我观察了一下，他好像夜里的气色不如白天。"

2013年4月8日21时43分信曰："从5时以后，父亲的心率从每分钟90余次到现在的114~120次/分，并且有点心烦。吃了速效救心丸后，感觉稍微好点。现在睡着了，心率在115次/分左右。"

2013年4月9日电话曰："西医检查说血已经止住了，但是膀胱里有许多瘀血，建议手术取出。"我回复："用三七5克/日，服2日。2日后，方中加入虻虫3克、水蛭5克、土鳖虫5克，研末冲服。"

2013年4月9日19时14分信曰："您所说的那3味药都是入肝经活血化瘀的，父亲的瘀血已不在经络里了，而是与小便一起混合在膀胱里，也能化开吗？那它怎么消失呢？另外和您说一下父亲的检查结果：心包有积液，双肾囊肿，膀胱囊肿，前列腺检查提示不至于尿不出。"

2013年4月11日10时18分信曰："父亲今早化验结果提示血红蛋白偏低（10g/L左右）。您能否给他开些补血药？医院开的药没敢吃，怕和中药冲突。血红蛋白低可以吃化瘀血的那3味药吗？"我回复："可以服开的那3味中药。"

2013年4月13日10时50分信曰："父亲吃了三七后血已止。今天是吃化瘀药的第2天，还没什么反应。精神好，进食佳。我现在给他吃中药还是1天4~5次；固本散每天吃到14克。"15时02分信曰："最近父亲每天中午过后都腹胀。上午静脉输注了800ml液体，再加上喝水的600~700ml，一共才尿了300ml。我觉得是由于心功能差，排不出水，该怎么办呢？父母的身体让我每天心里慌乱得很，生怕他们出意外，可我又没人可以诉说，憋得难受，只能给您发短信说说。请问能不能用肾四味？"我回复："不用。"

2013年4月14日7时48分信曰："老师，吃完化瘀药的效果应该是什么样的？父亲吃第1次时，说小腹有揪的感觉，下午就好了；昨天没什么反应，今早挤尿管有血流出，无其他症状。怎样判断瘀血没了呢？"

2013年4月15日11时12分信曰："好消息，父亲膀胱内血块已全部清理干净了，3天前血块大小为4cm×9cm，今天复查发现已经干净，感谢老师。另外，医生说父亲前列腺向膀胱内生长，阻碍排尿，怎么办？"17时18分信曰："刚才把导尿管拔掉后尿了一点，4小时后又插上了导尿管，尿出400ml；心率较快，110次/分左右。父亲身体这么弱，附子需要加量吗？"我回复："不用，汤剂加车前子30克。"

2013年4月16日13时36分信曰："父亲从昨天开始咳嗽（车前子今天开始吃），只是偶尔咳两声，有痰，腿已不肿，脸色渐红润，不贫血了。请问老师，加车前子的中药能否每3小时服1次？父亲尿量已增加。"我回复："可以。"

2013年4月20日电话曰："父亲已出院2日，心率95次/分，西药已全停，畏热，但自己能睡，中药已服31剂。"嘱守方14剂。

2013年4月21日17时35分信曰："刚才摸了父亲的脉搏，心率还是95次/分，有早搏（期前收缩），请问药里需要加黄芪吗？3种虫类药还要吃吗？"嘱其再服3日，可去虫类药。

按： 该患者阴邪阻遏少阴心肾，故出现心衰和癃闭。凡阳衰欲绝，均属于救心汤的适应证。其症见畏热，证属阳气外越，加龟板潜阳。服后腹泻，体内积聚之邪气外出。后险象迭出，缘于心肾将要枯竭，用培元固本散峻补元气，渐渐化险为夷。因为导尿管出现膀胱瘀血，宜用抵挡汤，使瘀血消解。由此可见验证、经方之神奇。

运轮复轴以治中焦失运

——风湿性心脏病患者夏着棉衣、畏寒甚，反汗出如浴、不能食

患者李某，女，42岁，江西人。继往有切除胆囊手术史，风湿性心脏病15年，曾行2次心脏球囊扩张术。自心脏术后，每日大汗淋漓数次。心房颤动（简称房颤），面目浮赤如妆，白睛赤，印堂赤，掌指皆赤。

2008年服温阳剂2个月，房颤好转，但大汗如故。2009年2月，又服大剂量温阳剂1月余，面目肿甚，足肿过膝，大汗如浴，畏寒更甚。2009年5月，脉微细，但欲寐；面目浮赤如妆，白睛赤，印堂赤，掌指皆赤；舌苔黄厚浊腻，渐渐不能食。服三仁汤、消导化湿之剂、炙甘草汤，乏效。间用温灸之法，大汗更甚。又服大柴胡汤，腹泻数次，直至疲乏不能行动；畏寒甚，夏着棉衣厚被，汗出如浴；已数日不能食。

2009年6月12日自北京来濮阳求诊，住在宾馆不能行动。刻下症：已数日纳差，几不食。汗出肤冷，肢厥如冰，手冷过肘；面目赤，眶暗，舌苔黄厚浊腻，脉参伍不调，浮取几无，微细无力，少神。

治疗予桂枝汤加附子2剂，方如下：桂枝45克，赤芍23克，白芍23克，炙甘草30克，附子45克，生姜45克，大枣12枚（图2）。

按：脉浮取几无，乃表阳虚甚。一路坐空调车，不免伤表阳。桂枝汤加附子温里固表，但不可过剂。

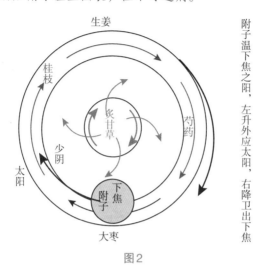

图2

2009年6月13日，汗减，纳好转。

2009年6月14日，昨夜多汗，纳佳，眠差。舌苔显退，略白腻。仍面赤、目赤，眶暗。脉渐起，浮取可见。脉右寸浮取不见；左寸滑、少力、七至中五至有神；右关浮之缓，右尺弱；左关略弦，左尺弱。汗为心之液，离中阴虚，不能成兑。故宜降肺胃，治疗拟方如下：桂枝23克，炒酸枣仁30克，赤芍23克，白芍23克，竹叶15克，百合20克，五味子30克，生半夏45克，茯苓45克，麦冬15克，砂仁米10克（后下），高丽参10克，赤石脂30克，炙甘草30克，干姜15克，生姜3片，大枣12枚（图3）。1剂。

2009年6月15日，昨日下午服1剂，夜间盗汗已敛，早上汗少，畏寒减，纳转佳。苔退，脉已有神，仍面赤；目赤退，眶暗明显已退。守方，加干姜至30克。

2009年6月16日，纳佳，汗又减；面色红及印堂红退，目赤已消；手部湿疹已退；睡眠轻。加龟甲粉10克。

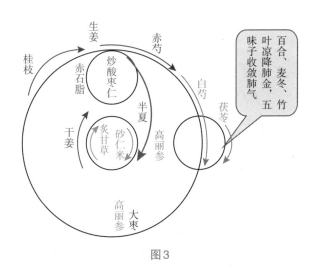

图3

2009年6月18日，精神、睡眠、饮食俱佳，独自行走1千米路来就诊。畏风寒渐减，厚衣被已去；印堂赤、面目浮赤、手掌指赤均去，目眶暗退。守方4剂。期夏至之时，心火能敛。

患者数日后返回家，但由于之前过用干姜、附子，损伤真阴，而真阴易损难复，所以康复尚需时日。

按： 此例患者的病情复杂棘手。过服燥热剂，壮火食气，克伤肺金，使肺降之能几乎丧失。肺主表，肺金不敛，卫外不固，故见表阳虚甚，畏寒反汗出如浴。患者本来就属四维失运，又迭经消导等误治伤中，以致中土之轴不运。故治以运四维之轮，以复中轴。

温化寒凝，降金以消息贲

——肺癌形如漩涡

患者甘某某，男，58岁，河南濮阳县人。2010年3月因咳痰带血丝，西医确诊肺癌，病灶大小为5.64cm×5.032cm。2010年4月于郑州某医院住院行介入化疗1次。后又于濮阳县某医院化疗1个月。4月30日CT示病灶大小为5.64cm×5.032cm（图4）。

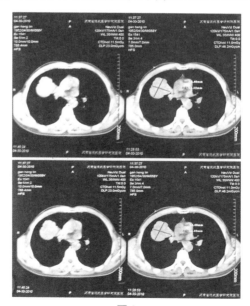

图4

医院建议化疗4个月以上，但化疗1个月后，患者体质下降严重。2010年7月18日CT示化疗后病灶缩小至2.8cm×3.0cm（图5）。而后因经济困难中止化疗，医生认为患者的生存期不超过3个月。

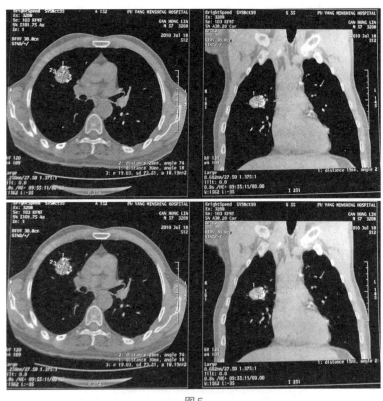

图5

2010年7月26日初诊：面色晦暗，舌淡赤；脉数疾，右寸弱甚；食纳无味，如同嚼蜡，脘腹胀，二便调，脱发严重。治疗拟方如下：制附子30克，干姜30克，炙甘草45克，红参30克，生怀山药45克，生白术30克，辽五味子23克，生龙骨、生牡蛎各30克，百合15克，白果20克（图6）。加水2升，文火煮90分钟，余300毫升，日1剂，分3次服，14剂。嘱患者忌食辛辣、烟酒、肉类血腥等物，忌食海鲜。停服所有西药。患者非常遵守服药禁忌，凡忌食之物，毫末不入其口。

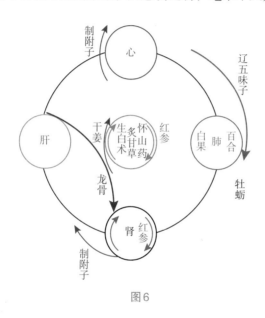

图6

2010年8月17日二诊：面色晦暗渐退，舌淡赤，腻苔退，纳好转，精神、体力均有好转。守方，制附子加至45克，百合加至25克。患者服药后每日吐出许多痰，随后痰渐少，又出现身痒，出疹如粟粒，痒甚，嘱守方续用。而后患者体重渐渐增加，精神体力持续好转。身痒出疹持续1月余，渐减轻。2010年10月2日CT示病灶较前缩小，大小为2.4cm×2.5cm，病灶周边有许多条索状影，形如旋涡（图7）。

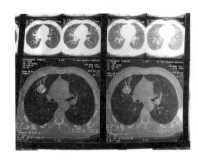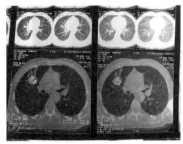

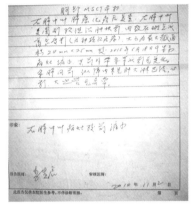

图7

　　2010年11月20日三诊：体质有较大恢复，体重较化疗时增加5公斤左右；身痒出疹已于月余前愈。提示患者正气来复，治疗改方为消瘰丸，加麻黄10克、百合25克、杏仁15克、怀山药45克、白果20克、辽五味子23克。服至2010年12月8日，又守方续用20剂，精神体力持续好转。后仍守方服用，至2011年1月7日面诊，正值春节，仍能忌口，并守方服药。春节后又数次电话问诊，知其体力如常，不辍劳作。嘱其守方减药量，2日服1剂。后渐减为3日1剂。服至2011年7月，已无不适，唯天气阴冷时，胸部有滞闷感。2011年7月25日CT示病灶又较前缩小，大小为2.0cm×2.2cm，全身无转移（图8）。

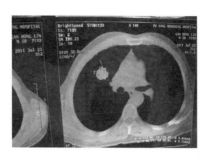

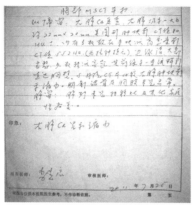

图8

2012年5月14日随访，仍坚持每月守方服药。精神体力均佳，体质胜过去年。

2013年3月随访，已无不适，精神体力佳，仍每月服药数剂。

2021年8月随访，身体康健，不辍劳作。

按： 肺之积，名曰息贲。该患者之肺肿瘤属有寒邪积聚在肺。初用温化寒邪兼降肺金，后以开鬼门之法，祛邪外散，周身出疹，邪气消散，病得除愈。患者非常遵守服药禁忌，凡忌食之物，毫末不入其口，是其痊愈的重要因素。

另外，该患者能获痊愈，应属于恶性程度中低者。肿瘤按恶性程度分为高、中、低三类。恶性程度高者，邪势枭张，发病迅猛，病状严重，多为不可治之死症，应视情状，多以攻邪为主。恶性程度低者，症状不严重，病势发展缓慢，多宜保守治疗（曾见一名肺癌患者，患病30年，不愿按西医癌症治疗，但身体甚健）；恶性程度中等者，或手术切除，或保守治疗，宜视其情状，斟酌其宜。

甲状腺癌

——两次手术后复发

　　患者李某，男，50岁，洛阳人。2008年左侧甲状腺癌术后，2009年复发，再次手术。2012年1月5日检查提示双侧颈部多发偏低回声结节，右侧大者0.65cm×0.25cm，左侧大者1.4cm×0.76cm（图9）。

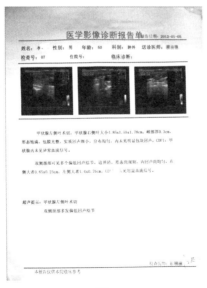

图9

2012年2月25日初诊：面赤（自述自幼面赤），舌淡赤，中后腻，脉濡，右寸弦细，关细劲，尺弱，左寸浮无力，关尺濡弱。诊为痰浊湿邪凝聚，肺金不降，治疗如下。

处方1：生附子45克，生天南星30克，生半夏75克，炙甘草60克，夏枯草60克，漂海藻60克，木鳖子30克，两头尖30克，生牡蛎45克，浙贝母30克，玄参30克，生黄芪120克，茯苓45克，炒白术45克，炮穿山甲4克（冲）（图10）。加水2.5升，文火煮2小时，余300毫升，日1剂，分3次服，30剂。

方2：消瘤散30克。日1克，顿冲服。

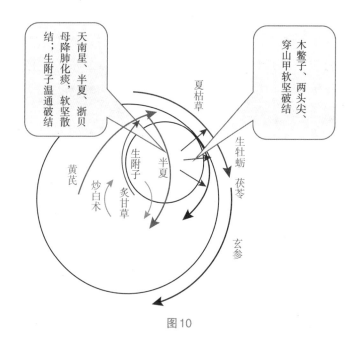

图10

2012年4月12日，已服30剂，查肿大淋巴结已消，多个钙化点已消。右侧甲状腺由4.85cm×1.55cm×1.78cm变为3.6cm×2.3cm×1.8cm；右侧结节由0.65cm×0.25cm变为

1.35cm×0.3cm；左侧结节由1.4cm×0.76cm变为1.0cm×0.37cm（图11）。

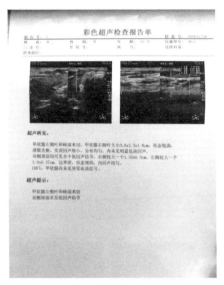

图11

2012年4月26日二诊：前方已服30剂。刻下症见脉右寸浮、尺弱，左寸已有力，治疗如下。

处方1：制附子30克，生天南星30克，生半夏75克，炙甘草60克，夏枯草60克，漂海藻60克，木鳖子30克，玄参30克，生牡蛎45克，浙贝母30克，茯苓30克，炒白术30克，炮穿山甲4克（冲）。加水2.5升，文火煮90分钟，余300毫升，日1剂，分3次服，14剂。

处方2：消瘤散15克。分20日冲服。

2012年5月31日三诊：至4月26日方已服14剂，颈部有紧抽感。刻下症见脉左尺渐起、关弦，右寸浮、尺弱，治疗如下。

处方1：生附子45克，生天南星30克，生半夏75克，生牡蛎30克，玄参30克，浙贝母30克，炒白术30克，炮穿山甲4克（冲），石决明45克，生桃仁30克，红花10克，旋覆花15克，紫苏梗30克，吴茱萸30克，党参45克，炙甘草60克。

处方2：消瘤散15克。分20日冲服。

2012年11月13日四诊：前方服14剂后，坚持每个月服7剂至今。复查示甲状腺已变薄，右侧结节已全消，左侧结节变小，由1.0cm×0.73cm缩小为0.5cm×0.35cm（图12）。刻下症见面色荣，唇红润，舌赤，苔偏黄略厚，体重已增数斤。脉沉缓，两寸收敛。守方，加炒山楂、炒麦芽、炒神曲各15克，每个月7剂。

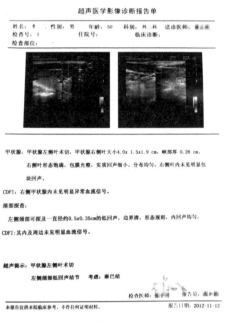

图12

2021年随访，患者健在。至今数年，其子每年过节均会表达谢意。这对医者亦是一种鞭策。

按： 目前甲状腺结节、甲状腺癌呈多发趋势，究其原因，可能与生活、饮食环境的改变有关。足阳明胃经、足少阳胆经、手太阴肺经循行于颈部甲状腺部位。胃经不降或降机不畅，在颈部会引起甲状腺结节，甚至肿瘤。胆经和肝经主疏泄，调节人体的升发、代谢，胆经不降，在上会引起头面目、耳、腮、口、齿、颈部疾病。

该患者肺经不降，气机下行不畅，痰浊、寒湿凝滞瘀阻，形成有形积聚。治宜温化寒湿，软坚化结，以降肺金。方用消瘰丸软坚化结，炮穿山甲攻坚积，南星、半夏化痰祛湿、化坚积，半夏兼能降胃，配合炒白术降胃，生附子辛温散寒，温通经络。

噎膈重症，后天胃气为本，食肉则复

——食管癌贲门转移

患者姚某，男，67岁，河北人。咳喘吐痰多年，有支气管炎病史，嗜酒吸烟，近日经常噎不能食，至医院检查，诊断为食管癌。

2012年4月8日初诊：面色黧黑，舌苔黄厚、滑腻；食纳尚可；二便正常；脉弦硬，右关弱，尺浮弦大。考虑为单弦无胃之脉，肾气亦将竭，故先固肾气，降肺胃。治疗拟方如下：生半夏45克，砂仁米15克，茯苓30克，炒白术30克，干姜30克，熟地黄60克，葶苈子10克，生晒参30克，枸杞子30克，菟丝子30克，紫苏梗30克，杏仁15克，山萸肉60克，生附子30克，生天南星30克（图13）。加水2.5升，先煎生附子2小时，入余味煮半小时，日1剂，分3次服，7剂。2012年4月10日，服药后腹泻2次，有口麻感，精神好。

2012年4月29日二诊：服前方，眩晕、腹泻8日，停药泻止。刻下症见咳嗽好转，眠食俱佳；脉较缓，仍弦，左尺渐起。守方，改生附子为制附片30克，14剂。2012年5月1日，服药后仍腹泻，日6~7次。嘱无妨，续服。

2012年5月15日三诊：服药1个月，日泻7~8次，面色黧黑渐退，唇紫已退，几乎无咳喘，纳佳，食馒头仍噎。脉左尺渐

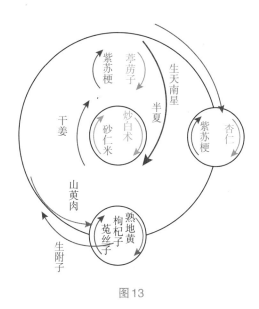

图13

起，仍弦，但较前转缓；右脉已沉、紧细，右尺仍弱。治疗拟方如下：生半夏75克，砂仁米15克，茯苓30克，炒白术30克，干姜30克，炙甘草30克，熟地黄60克，葶苈子10克，生晒参30克，枸杞子30克，菟丝子30克，紫苏梗30克，杏仁15克，辽五味子30克，生附子45克，生天南星30克。加水2.5升，先煎生附子2小时，入余味煮半小时，日1剂，分3次服，14剂。

2012年5月17日，患者前一天食牛、羊肉，腹胀甚。嘱其陈皮10克，生、炒莱菔子各15克，山楂30克，木香10克，煎服。

按：噎嗝重症，本属胃气败坏，胃气能复则生，不能恢复则死。古人但凡生病，必斋戒沐浴，忏悔己过，"行有不得反求诸己"，忌血腥肉食、房室等，与《黄帝内经》之服药禁忌均同，即"食肉则复，多食则遗"。胃气本已衰微，食肉类等不易消化食物会更耗伤胃气，导致病情加重，或不治，应引以为戒。

原发性肝癌

——肝炎肝硬化代偿期

患者杨某，男，40岁，北京人。乙型肝炎病毒携带22年，因肝区不适，2011年10月25日于北京某医院住院治疗，确诊为原发性肝癌晚期。病灶直径为3.9cm，已无手术、放疗、化疗指征。大量腹水，全身黄疸，有肝掌，属肝炎肝硬化代偿期，血小板、白细胞减少。出院寻求保守治疗，随后决定与郝鸿山老师协同进行治疗。

2011年11月5日初诊：肝区刺痛，纳可，每日大便4~5次。脉弦、尺浮，舌紫、瘀斑成片。治疗拟方如下：生麻黄5克，熟地黄45克，鹿角霜45克，姜炭30克，炒白术30克，炒白芥子10克，肉苁蓉30克，菟丝子30克，车前子30克，庵闾子30克，鸡矢藤60克，高丽参15克，紫苏梗15克，炙甘草23克。加水1.5升，文火煮80分钟，余300毫升，日1剂，分3次服，7剂。另予天然牛黄1克、麝香1克、熊胆1克，分3日冲服。期间电话联系调方，郝鸿山老师嘱患者用破格救心汤4剂与前方间服。

2011年12月3日二诊：服药期间每日腹泻10余次，纳尚可，面色苍暗，舌紫、有瘀斑，脉弦，左关弦而弱，左尺脉弱甚。治疗拟方如下：生麻黄10克，熟地黄60克，鹿角霜45克，姜炭30克，生白术45克，炒白芥子10克，庵闾子30克，鸡矢藤 60 克，高丽参 15 克，桑椹 30 克，桑寄生 30 克，炙甘草 30 克。煎煮法同前，7 剂。另予消瘤散冲服。期间由郝老师调理，用破格救心汤与此方间服。

2012 年 2 月 19 日三诊：目黄、身黄已退，中脘压痛。检查示腹水已减少。面色仍苍暗，舌淡赤，脉沉，右关滞结弱。治疗拟方如下：高丽参 30 克，制附子 60 克，炮姜 30 克，炙甘草 60 克，茯苓 45 克，车前子 30 克，桂枝 15 克，阿胶 10 克，鹿角霜 45 克，熟地黄 60 克，枸杞子 30 克，女贞子 30 克，鳖甲 30 克，庵闾子 30 克。煮服法同前，7 剂。另予消瘤散冲服。

2012 年 3 月 17 日，患者因出门探亲，未能面诊。自述腹水已大减，身黄已退，已能正常行动。服药间断，之后未再联系。

2012 年 5 月，郝老师言该患者好转后不想再服汤药。另寻医服粉剂，约半个月，诸证复发，于医院住院治疗，数日不救，可叹。

按： 该患者肝癌晚期，大量腹水，全身黄疸，属于危重症，多数难以挽回。治疗用阳和汤，当冬令，顺应时节，滋肾水以涵养肝木；用牛黄、麝香、熊胆化浊祛邪，清净脏腑；配合救心汤温化阴水凝聚。服后每日腹泻 10 余次，黄疸消退，腹水消减。服药 4 个月后能够正常行动。顺应时节治疗本有很好的疗效，但患者未能坚持服药，实乃可惜。

不孕症

——嗜食寒凉致不孕

患者刘某某，女，27岁，北京人。结婚数年不孕，求子心切，于2010年进行人工受孕，3个月后检查提示胎儿不发育，因而不得已行人工流产手术。2010年4月18日，术后3日发热（39℃以上），考虑因术中感寒所致。刻下症见疲乏，卧床不能行动，恶寒头痛，面色萎黄，舌苔厚腻，脉虚数，两寸浮，尺紧。平素经常熬夜上网，晚上12时前不休息，喜食寒凉，睡前亦饮冷食冰。治疗拟方如下：生晒参10克，制附子10克，姜炭10克，炙甘草10克，生龙骨、生牡蛎各10克，乌梅10克，益母草10克，山萸肉20克，葱白1根，红糖15克（图14）。3剂合1剂，文火煮1小时，余300毫升，每日分3次服。嘱按时作息，忌食寒凉生冷之物（如海鲜等）。

2010年11月13日，其母喜告知，患者已自然受孕3个月，虽常差旅劳顿，亦不觉累。2011年5月，电话喜告，顺产1子。

按：该不孕症患者，作息不顺应时节，饮食过用寒凉，致下元冰结，子宫如同冰窟，岂有种玉之喜！虽人工受孕，但宫寒不能适宜胎珠发育，故胎儿不长。

大道至简，古人把孕育比作种玉，寓意可谓明了，如同植

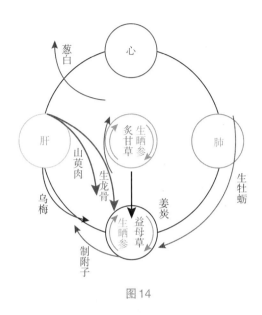

图 14

物之繁衍，需肥厚的土壤与合适的温度。数九寒冬，水冰地坼，种子是不会发芽的，生育亦如之。现代科学虽发达，有试管婴儿等体外受孕方法，但植入子宫后，若生长环境不宜，则亦不能正常发育，从而不得不进行人工流产。

不孕症的病因不一，但今人宫寒不孕者甚多，与现代人生活习惯有很大关系，滥吹空调、贪凉、喜冷饮、食冰，是危害现代人健康的主要原因，不仅仅是不孕症，难以一一枚举！

不孕症

——弓形虫感染继发所致

患者巴某，女，38岁，河南人。育1子后，数次怀孕均至2~3个月而死胎流产。西医考虑因弓形虫感染导致流产，之后继发不孕症。

2010年4月7日面诊：面色淡白，有妇科炎症，舌淡。治疗拟方如下：熟地黄45克，艾叶10克，当归23克，白薇25克，蒲公英25克，炒小茴香30克，赤芍15克，菟丝子30克，肉苁蓉30克，巴戟天30克，炮姜15克（图15）。7剂。

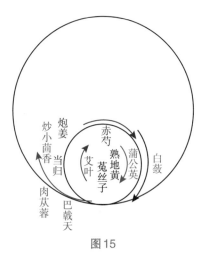

图15

　　2个月后电话告知已孕1月余，担心再度出现2~3个月后流产的情况。嘱其守方再服半个月。之后得知，因其母反对服中药而未再服药。

　　2010年11月20日电话求助，已孕7个半月，因骑车颠簸，间断漏下出血7日，尿频3日。医院检查为前置胎盘，止血治疗无效。西医建议及早剖宫产，否则有大出血之危险，全家均为之惊慌。嘱其安心，先服中药止血安胎，治疗拟方如下：生黄芪60克，炒白术30克，红参30克，川续断30克，炙甘草30克，阿胶珠10克，姜炭10克，茜草炭20克，地榆炭15克，菟丝子30克，苎麻根10克，杜仲20克（图16）。3剂。

　　患者服1剂后出血止。3剂服完，未再出血。嘱守方再服7剂。其母见止血后，又反对再服中药，认为服药会影响胎儿健康，故向其母解释药食同源之理，孕妇属高龄，气血较年轻时亏虚，出现此症乃气血不足以养胎所致，必补之，方可无虞。

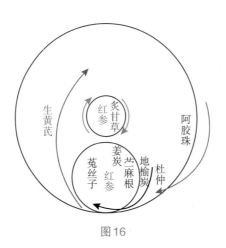

图16

　　7剂后，又守方服数剂，方才有机会面诊。见其满面红光，精神体力均佳，故嘱其可停药。但其家人仍担心前置胎盘的危险。与其商议，若无漏下等早产迹象，则静待足月，或顺产，或剖宫产。而后至足月未再出现漏下出血症状，最后因西医告知顺产危险，所以足月剖宫产1子。

按： 前置胎盘即胎珠着床处低，中医分析病因为母体中气虚弱所致。对于人身而言，自身重力中心在关元，对于胎儿而言，受母体重力中心之吸引，亦受地球重力吸引，若母体中气虚弱，则自身引力减弱，胎位下移。一得之见，期高明正之。

4年不孕，服药1周后怀孕

——孕1个月又现流产先兆

患者刘某，女，31岁，山西定襄人。结婚4年无子。2007年曾孕2个月后死胎，行清宫术。之后继发不孕症，经中西治疗至今未孕。

2011年5月18日面诊：脉右寸浮、关紧细、尺弱，左寸关缓、尺涩弱。此为冲任脉受伤。治疗拟方如下：熟地黄45克，当归23克，川芎15克，益母草30克，桂枝15克，炙甘草23克，红参23克，赤芍15克，阿胶10克，牡丹皮10克（图17）。7剂。

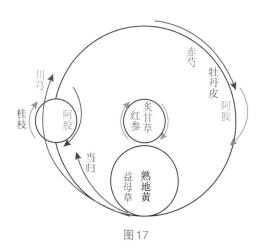

图17

2011年7月24日，尿检示已孕1个月，因生活不慎而出血，有早产之兆。于医院输液治疗3日无效，刻漏下出血，淋漓不止。通过电话为其调方，予固冲任止血剂。患者服1剂后漏下出血止。

2011年12月26日，患者已孕7个月，又有外感。嘱其生姜、红糖、乌梅、葱白适量煮水服。

2012年5月电话告知，已顺产1子。

按：该患者若服药半个月再受孕，亦可免此番周折。怀孕后，必分房静养。若犯房事，则有流产之虞，或难产之患。

古人诚之谆谆：自妊娠之后，必分房静养，行坐端正，性情和悦，口不入异味，目不观恶事，耳不闻淫声，则生男女福寿敦厚，忠孝贤明；不然则男女既生，多病不寿而愚。

男性不育症

——寡欲则多男，纵欲则伤精

患者，男，30岁，湖南人。婚后数年无子。2010年于灵石曾求诊于恩师，师诊为三阴虚馁，处以再造散加炮附子300克，砂仁米、白术、鸡内金、肉桂、藏红花、甘草各100克，蛤蚧10对。3克/次，日3次，冲服。服后，体力恢复，头晕、腰痛、背痛、腿无力均有所缓解。但腹泻便溏时好时坏，长期每日17时至19时腹胀痛，泻后即好转。每年秋天肋部痛，师方服1年后，秋季出现右肋痛，并长期肝区或胀或隐痛。咳嗽，痰多，有黄丝或块。肾气自觉较前好，偶感腰酸背痛；房事后必有腰痛、背痛，并腹泻；尿黄加重。纳尚可。2周前，突然午后开始低热，体温37.5℃左右。至18时期间，头晕，双腿无力，口苦；18时以后热退。血常规示白细胞计数升高，肝功能异常（转氨酶升高），尿酸升高。曾有中医医生予逍遥散、栝楼薤白白酒汤治疗，无效。

2011年11月5日面诊：面色淡暗，舌淡，苔黑腻，边如楷线；右胸连胁隐痛，腰酸痛胀困；便溏，寐不安，1时至3时醒，头晕，气短、乏力，腿无力；尿黄并伴不适，眼干涩；脉细涩，左尺几无，左关濡。欲求子嗣。询知患者少年时有手淫之不良习惯，斫伤肾气，及长又纵欲伤精。嘱其戒色欲3个月，若不守禁忌，纵服仙丹亦无用。治疗拟方如下：熟地黄60克，当归15克，山萸肉45克，怀山药45克，茯苓30克，桂枝15克，辽五味子18克，莲子心1克（冲），红参23克，干姜23克，炒白术30克，炙甘草23克，生半夏30克，枸杞子30克，菟丝子30克（图18）。加水1.5升，文火煮1小时，日1剂，分3次服，7剂。

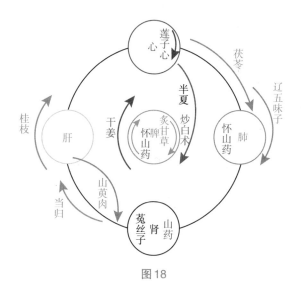

图18

2012年12月3日，患者服药后诸症好转，又守方服1个月。而后喜得1子，已47天。孩子感风寒咳嗽，电话求方。嘱服风寒感冒颗粒。

按：该患者纵欲伤精，导致不育、肝肾功能异常、午后发热、早醒诸症，均属于伤精阴损所致。治疗当补肾阴，温肾以养肝木。补肾阴以六味地黄丸及当归、桂枝等温补肝木，莲子心味苦，入心正其欲念，兼能固肾封藏精气，且其属于胚芽，能够补少阴肾、厥阴肝之精气。精足自能化育。

男性不育症

——纵欲伤精

患者卓某，男，35岁，濮阳人。嗜酒，纵欲伤精，结婚多年无子，曾因此离婚2次，至医院检查，诊断为精少、死精。今又再婚，寻求中医治疗。

2010年10月面诊：问知常食生冷、嗜酒、纵欲。嘱其戒色3个月，配合中药治疗，否则不仅无嗣，身亦将早殒。治疗予左归丸、金匮肾气丸1个月。

后遇其友人亦患不孕来求诊，言其服药后妻子怀孕，但因家庭不和而离婚，而后仍嗜酒，出现双侧股骨头坏死，行走困难。闻之惟叹息而矣。

继发不孕症

——上火严重，目赤、胬肉攀睛

患者杨某，女，28岁，深圳人。早起口苦，时口渴能饮，下肢无力，疲乏，目干、白睛赤，右目痛6~7年，二便调。已育1女（4岁），之后月经45~50日一行，多梦眠差。欲再孕不遂，西医考虑因卵巢发育不良，卵细胞发育不好所致。

2012年7月22日初诊：舌胖齿痕，畏寒肢厥，两寸脉浮弦细，右关濡，右尺沉弱，左关缓，左尺弱。治疗拟方如下：龟甲30克，砂仁米15克，苍术15克，茯苓30克，制附子15克，赤芍23克，牡丹皮15克，百合30克，柏子仁30克，麦冬20克，辽五味子23克，熟地黄60克，菊花10克（图19）。加水1.5升，文火煮1小时，日1剂，分3次服，7剂。

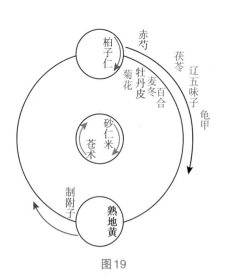

图19

2012年8月6日，患者服后上火严重。嘱加怀牛膝30克，改冷服7剂。服7剂后停药。2012年9月23日，月经仍未至，期间白带有血丝，同房有血丝。近10日，出现咽喉痛，咳黄痰。嘱服麦味地黄丸。

2012年1月17日二诊：服麦味地黄丸后上火症状消退，但常有反复。刻下症见慢性结膜炎，胬肉攀睛，眠差，脉仍两寸浮弦。检查提示卵细胞发育不好。其上火症状服前方并未得以治愈，考虑或因南方气温过高，降藏不易，药轻不足以中鹄，或因不应用附子反佐，故治疗如下。

处方1：熟地黄90克，天冬30克，麦冬30克，辽五味子30克，菊花15克（后10分钟下），怀牛膝30克，谷精草15克，决明子30克，升麻15克，青葙子20克，炒白术30克，炙甘草30克，太子参30克（图20）。加水1.5升，文火煮1小时，日1剂，分3次服，7剂。

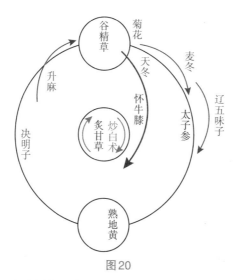

图20

处方2：龟甲粉30克，制附子30克，砂仁米30克（姜汁炒），山萸肉60克，炙甘草45克，炮姜30克，熟地黄90克，红参30克，巴戟天30克，枸杞子30克，煅紫石英45克，牡丹皮15克，赤芍15克（图21）。加水2.5升，文火煮2小时，日1剂，分3次饭前冷服，7剂。

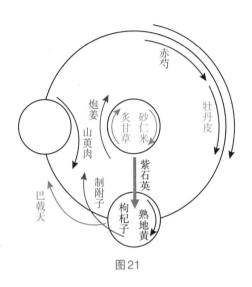

图21

处方3：培元固本散600克，日9克，早晚空腹冲服。

2012年11月30日，患者服处方2后，日泻7~8次。

2013年1月25日，患者信曰："张医生新年好，我现在怀孕了，非常感谢！您开的汤药我现在还能喝吗？已孕1个月，服固本散对胎儿有无妨碍？"我回复："可以停服，不过，服药取效才有身孕，并无妨碍。"

按：该患者有多年"上火"症状，早起口苦，时有口渴能饮，是相火在上而不能敛降所致。下焦相火来源于上焦肺金敛降，久而则下元虚寒，可见下肢无力，疲乏，舌胖、有齿痕，畏寒，肢厥。下元虚寒，金不能生水，故肾气虚，从而出现卵巢发育不良、卵细胞发育不好等现象。脉象两寸浮弦细，究其病机根源为肺金虚不能敛降相火，致下元虚寒，继发不孕症。治疗先以降敛肺金为主。起初治疗效不佳，后嘱冷服以偷渡上焦。考虑或南方之气温过高，降藏不易，药轻不足以中鹄，或不应用附子反佐，或中下焦虚寒，附子不能到达下元。而后用凉降肺金，滋阴潜镇、潜阳思路，加以培元固本散培补先天肾气治愈。

月子病

——烧裈散效如桴鼓

患者王某，女，33岁，河北人。2012年正月行人工流产术，1周内同房，致咽痛、身热、骨蒸、夜不能寐、痛苦莫名。曾服引火汤，有些好转。

2012年3月28日初诊：面赤如妆，舌淡、瘀络，苔腻；咽喉干痛，头晕，不能思虑，手足心发热，夜不能寐，恶心欲吐，嗳气，足跟痛，便秘10余年；脉两寸弦细，关尺弱。治疗拟方如下：乌梅30克，龟甲30克，菟丝子30克，生半夏30克，砂仁10克（后下），茯苓45克，柴胡炭10克，鳖甲30克，荆芥穗炭15克，墓头回30克，盐黄柏15克，炒白术30克，牛膝30克，白参18克。加水1升，文火煮40分钟，余300毫升，日1剂，分3次服，7剂。忌房事百日。

2012年4月5日，患者服药7剂，已不发热，已能安卧，睡眠尚下，呕止，能食。嘱守方服半个月。

2012年4月15日二诊：服前方数剂，诸症均退，但服至10剂，诸症又作。刻下症见面色浮赤，全身燥热，不寐，干咳，脉细数，两寸弦细。此为阴阳乖舛，治疗拟方如下：生半夏45克，砂仁米10克（后下），茯苓30克，炒白术30克，怀牛膝30克，炙甘草15克，白参须30克，女贞子30克，炮姜15克，益智仁30克，补骨脂30克，乌梅30克，墓头回30克，龟甲30克。烧裈散为引，煮服法如前，7剂。此方服后，诸症全消。

2012年7月5日随访，患者早已不服汤药，偶服丸剂调理。

按：《伤寒论》中的烧裈散用于阴阳易之病，若应用得当，则效如桴鼓。产后月内，妇人元气大虚，经脉受损尚未修复，而行房事，淫欲耗伤精气是其一害；男精冲其血脉，使经血不归其部，或致倒经、闭经，甚则血崩，是其二害；男女之欲火成毒伏于骨髓、经络，遂成骨蒸，其害三也。

妇人伤于房室，耗散其精，阴火炽盛，故咽干痛、五心烦热，骨蒸、夜不成寐；下元亏虚，不能纳气，气逆于上，故噫呃欲呕，不能食。盖此病极难治疗，若治之不当，殒于此者亦夫不少。医圣仁心传此良方，以亡羊补牢耳。

裈裆近隐处，烧灰，其气与淫毒一气相求，而服之使归阳明胃。阳明胃土受纳百谷，为经脉之海，土厚德载物，万物归之而不复传，故以裈裆之气引骨髓、经络之淫毒使归胃肠，而排出体外。圣人之慧思，处方之妙寓，巧夺天工！

古人对房事禁忌甚多，特别是胎前禁绝房事、产后百日严禁同房、经期禁绝房事。实为特别重要的禁忌，犯之多病夭损寿。

逢交节气日戒色，特别是"二立""二至""四分"（即立春、春分、立夏、夏至、立秋、秋分、立冬、冬至），乃天地阴阳更替之时，身体亦应之，若行房欲，最难保护阴阳之正常消长，尤其是"二至"，为阳极生阴、阴极生阳之时，极易使人之气与四时不相保。

疾风暴雨、雷电晦暝、日月薄蚀，乃天地四时不正之气戾盛，犯者受祸得病。酷暑严寒、病余产后、醉酒饱食、空腹、远行、子时五更，乃身体正气虚弱之时，或生气始发之刻，犯之损身多病。

色戒期：正月初一、初三、初五、初六、初七、初九、十四、十五、十六、二十五、二十七、二十八、三十（小月即戒二十九，后同）。

二月初一、初三、十五、十八、十九、二十五、二十八、三十。

三月初一、初三、初九、十五、十六、十八、二十五、二十七、二十八、三十。

四月初一、初三、初四、初八、十四、十五、二十五、二十七、三十。

五月初一、初三、初五、初六、初七、十三、十五、十六、十七、二十五、二十六、二十七、二十八、三十。

六月初一、初三、十五、十九、二十三、二十四、二十五、二十七、二十八、三十。

七月初一、初三、初七、初十、十五、二十五、二十七、二十八、三十。

八月初一、初三、初十、十五、二十五、二十七、二十八、三十。

九月初一至初九、十五、十七、十九、二十五、二十七、二十八、三十。

十月初一、初三、初六、初十、十五、二十五、二十七、二十八、三十。

十一月初一、初三、初六、十一、十五、十七、十九、二十五、二十八、三十。

十二月初一、初三、初七、初八、十五、十六、二十、二十四、二十五、二十七、二十八、除夕。

如上之日，犯房室者，非病即减寿，甚或夭折。

表邪内陷，少阴阳虚

——心率低（29~40次/分），欲装起搏器

患者蒋某，男，11岁，北京人。发育正常；自4岁起即有心律不齐，心率29~40次/分。西医检查示左室内径增大（图22），医生告知随时有心脏停跳可能，建议装起搏器，否则有生命危险。家人一时不知所措，寻求中医方法。

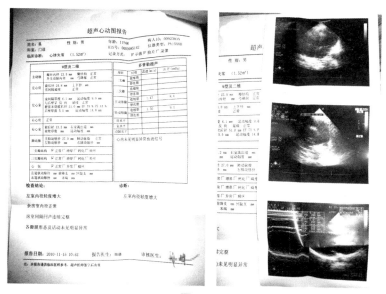

图22

2010年11月15日初诊：时有心慌，眼前发黑。自述4岁前心率均正常，但时常外感，使用抗生素治疗多次。脉结迟（40次/分），参伍不调，右脉大于左，左三部不能满部。虚胖，面黄，唇紫，舌胖紫。治疗拟方如下：桂枝30克，炙甘草45克，川干姜30克，麦冬30克，火麻仁30克，熟地黄60克，高丽参23克（另炖），阿胶10克，制附子23克，怀山药30克，大枣30枚，黄酒2两（图23）。加水2升，文火煮，取300毫升，日1剂，分3次服，7剂。

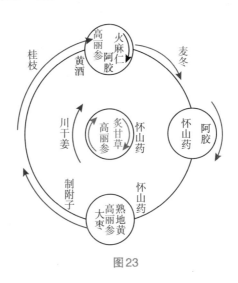

图23

2010年11月22日，患者服5剂，已无眼前发黑症状。2010年11月30日，已服12剂，仍有心慌。

2010年12月5日二诊：已服17剂，心悸、目眩、眼前发黑等症状好转，已有5日无心慌症状。心率有时升高至50次/分，悸眩止，脉无结代。守方7剂，另加服培元固本散。

2011年3月5日三诊：自春节停药至今，诸症未作，脉缓和。心率约50次/分，面色、唇舌已红润。治疗拟方如下：制附子30克，桂枝45克，赤芍30克，红花15克，生黄芪90克，九节菖蒲15克，红参23克（图24）。煮法同前，7剂。

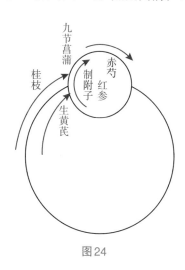

图24

2011年3月20日四诊：前方已服7剂，心率有时50次/分以上，面色红润，长高了许多。嘱稍事锻炼，守方加丹参45克、山萸肉30克，7剂。服7剂后停药。

2012年春，其父诉，孩子学习生活均正常。

按：该患者心率过缓，乃属少阴阳气不足，《伤寒论》有"脉结代，心动悸，炙甘草汤主之"，故处以炙甘草汤，诸症大减。后温通心脉，并培补元气得愈。究其病因，乃4岁前罹患外感，屡用抗生素、输液损伤心肾阳气，以致脉迟结代。

阳不潜藏

——扩张型心肌病、痛风

患者曹某某，男，58岁，河南人。

2011年4月23日初诊：自2005年至今住院7次。有甲状腺功能亢进症病史，近又出现左脚痛风，服秋水仙碱。刻下症见夜间胸憋闷，小便夜3~4次；脉浮大濡，两寸紧细，两关紧，两尺弱；舌淡胖润，齿痕；面色白，颧赤如妆。治疗拟方如下：龟甲30g克，砂仁米（姜汁炒）15克，炙甘草60克，生龙骨、生牡蛎各30克，红参23克，茯苓30克，泽泻30克，丹参45克，制附子45克，菟丝子30克，枸杞子30克，炮姜30克，山萸肉45克（图25）。加水2升，文火煮，取300毫升，日1剂，分3次服，7剂。

2011年4月30日，患者已服7剂，诸症好转。夜溲减为1次/日，无胸闷，面赤如妆已退。守方再服7剂。2011年5月3日，共服9剂，血压125/75mmHg，腿已不痛。服至23剂时，左脚痛风发作，痛甚。电话嘱其原方中加辽细辛45克，一服立瘥。

2011年5月25日二诊：已服28剂。昨日右脚痛风又发作。脉右尺紧，心率80次/分，舌胖齿痕，余无不适。守方，加生桃仁30克、红花15克、生地黄45克、赤芍23克，7剂。服后诸症均去。服培元固本散2个月，体质好于往年。

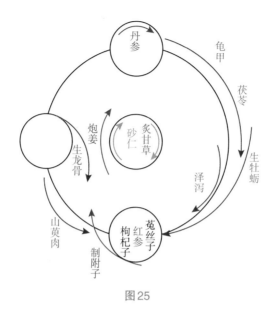

图25

2012年5月25日随访，其间未服汤药，痛风诸症未复发，体检仍有心室偏大。若欲调理使之复常，尚需时日。

按：面赤如妆乃阳不潜藏之戴阳证。真阳衰微，阴邪泛滥而见胸中憋闷、夜溲频数。治当益火之源以消阴翳，以师法破格救心汤化裁，培元固本散培补元气治疗根源。

严重口腔溃疡

——火炎于上，命火衰于下，固金降肺胃以藏之

患者陈某某，男，51岁，内蒙古人。自1994年患严重口腔溃疡，至今已18年，多处寻求中西医治疗无效。期间曾因扁桃体肿疡而行手术摘除。曾服黄芩、黄连等泻火药，以及引火汤、四逆汤均无效。

2011年11月14日面诊：面色苍白，咽喉、口腔多处溃破，咽喉多半面积深度溃疡，吞咽即痛甚；脚冷如冰；舌胖嫩、苔腻；脉右浮弦大，左弱于右、关弱甚，两尺弱，两寸上浮。此属相火上燔，命火衰于下，故治以固金降肺胃，拟方如下：百合30克，辽五味子30克，生牡蛎45克，生龙骨30克，龟甲30克，砂仁米4克（咀服），炒白术23克，炙甘草30克，白果20克，生半夏45克，炮姜15克（图26）。7剂。服2剂痛止，溃疡愈强半。7剂服完，溃疡几乎痊愈，仅余舌尖豆大未愈合。嘱守方再服7剂。

2012年患者曾电话联系，自述服14剂中药后，口腔溃疡未发，期间偶有舌尖痛。嘱不可食辛辣食品，若有溃破可守方1~2剂。

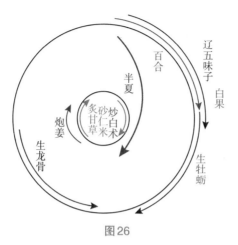

图26

寒热往来，大柴胡汤证

——每月发热1次

患者郭某某，男，39岁，上海人。自2002年5月起，每月必发热1次，体温高达39℃以上，日晡甚，7日至半个月热方退，服中西退热药、抗生素乏效。下个月准时又发热，数年来至多处治疗不愈。曾服清热解毒剂、引火汤、白虎汤（重用生石膏）、四逆汤加味均无效。

2010年3月31日初诊：自述平素应酬多，嗜饮白酒，舌苔黄厚浊腻甚，腰酸背痛，脉弦，两寸浮、尺弱，右关沉弦。此为大柴胡汤证，治疗拟方如下：柴胡45克，生半夏45克，枳实10克，白芍15克，辽五味子30克，杏仁15克，砂仁米15克，白蔻10克；生薏苡仁45克，竹叶45克，生姜45克。煮40分钟，日1剂，分3次服，3剂。忌饮酒。2010年4月1日开始服药，3剂后纳增，自觉胃热，太阳穴痛，乏力。

2010年5月13日二诊：脉弦，左尺弱，右寸浮弦，舌淡，苔黄厚腻，上个月发热较前轻，时间缩短。此仍为少阳胆经不降，胃中湿热不降，属大柴胡汤证，治疗拟方如下：柴胡45克，枳实10克，黄芩5克，白芍30克，生白术30克，葛根60克，乌梅30克，杏仁15克，生薏苡仁45克，砂仁米15克，生半夏30克，辽五味子30克，泽泻15克，生姜45克（图27）。加水1.5

升，文火煮40分钟，日1剂，分3次服，3剂。忌饮酒。2010年10月，共服3剂，已4个月未发热。

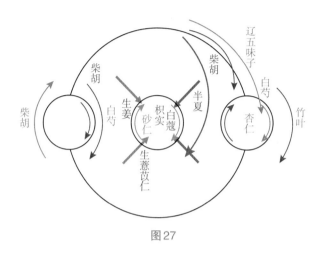

图27

2011年1月8日三诊：2010年10月10日发热1次，至今未发热。刻下症见苔黄腻显退，面色苍黄，鼻准红赤，腰酸背痛去十之七八，脉弦细而弱、数，两尺弱，右尺紧。询知从未间断饮酒。因患者不守禁忌，本不可治，奈何重酒轻身，故勉强嘱其守方3剂。

2012年初，患者发热症状已无。

按："少阳证，寒热往来"。每月发热1次，亦可谓之"寒热往来"否？观其脉证，果与少阳证合，投柴胡剂得效。

婴儿黄疸

——子病治其母

患者张某，男婴，49天。诊断为新生儿黄疸，至医院就诊，建议住院治疗，多次抽血检验，其母心甚不忍，故寻求中医治疗。

2011年6月15日面诊：身黄，白睛黄，鼻唇沟黄。诊为胎黄。诊其母，脉偏濡数，苔腻偏黄。考虑其母有湿热，子食母乳，母婴同气，故受湿热蒸熏，发黄。

婴儿黄疸是一种很常见现象，若不是特别严重，多在出生半个月至1个月内自行消退，但由于母婴体质各有不同，所以未必一定在1个月内消退。该患儿母亲正在哺乳期，故可以母代子服药，治疗拟方如下：茵陈15克，炒栀子6克，生白术30克，生半夏30克，白芍25克，川干姜18克，党参30克，茯苓30克，炙甘草30克，桂枝15克，生姜30克（图28）。文火煮30分钟，日1剂，分3次服，3剂。

2011年9月29日遇其母，得知服3剂后，黄疸退净。

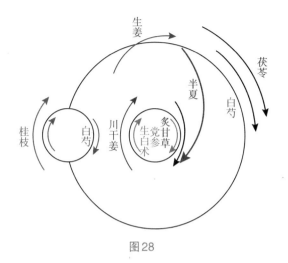

图28

按：婴儿黄疸，中医谓之胎黄，多由胎儿在母体内受湿热蒸熏所致，治当清利湿热。由于婴儿喂药不易，所以选择哺乳期子病治其母，母服药以清利湿热，子饮母乳，有同样的治疗效果。

疫苗接种所致高热

——小儿接种百白破及流感疫苗后高热40.5℃

    2012年5月8日17：52，一位长沙朋友电话求诊，其表弟之子5个月大，接种百白破及流感疫苗后，当日发热（40.5℃），于医院输液治疗无效，现发热已48小时。治疗拟方如下：乌梅15克，绿豆30克，黑豆30克，黄豆30克，冰糖30克，板蓝根5克，知母5克，金银花5克（后下），干姜5克，生甘草10克，西洋参10克，贯众10克（图29）。先煮乌梅、绿豆、黑豆、黄豆半小时，再入余药10分钟，频频喂服。

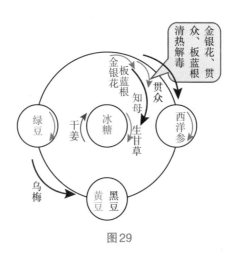

图29

2012年5月9日17：42，得知患者昨晚服药1次，今日上午体温退至38.7℃，并且有汗出，而后低热反复，继服药2次，下午已无发热，只是有些腹泻，考虑是过多服用阿莫西林的所致。

药物注射治疗所致高热

——甲状腺功能亢进症西药治疗引起高热

2013年3月14日，我收到一份来自杭州的邮件，具体如下。

张老师：

您好！请救救我的小舅吧！

他因服用治疗甲状腺功能亢进症的西药后过敏，出现高热不退，西医治疗了几天无效。今天拜读了您在网上发表的"治疗小儿接种疫苗后高热40.5℃"的药方，不知能否适用于他？

望您能在百忙中给予解疑！万分感谢！

我回复："可以试试"。

2013年3月15日，收到邮件如下。

张老师：

你好！

他昨晚到现在一共服了3剂中药，高热已经降下来了，感谢张老师。

慢惊风

——补土培木

患者王某，女，1岁。6个月时出现身体瘫软，几十秒钟至1分钟内即自行恢复。上个月因惊吓而抽搐，前3日又发抽搐，伴无意识。医院检查未见明显异常。找中医以癫痫治疗未果，经友人介绍就诊。

2012年7月7日初诊：面色暗，唇淡白，舌淡白，自汗、盗汗数月，脉迟弱。问知睡中露睛。诊为脾虚、中气虚，加之惊吓，故治疗拟方如下：炒怀山药5克，炒白术5克，炮姜5克，黑豆10克，黄豆10克，生黄芪15克，丹参10克，阿胶4克（烊化），制附子3克，炙甘草3克（图30）。文火煮1小时，余100毫升，日1剂，分3次服，7剂。

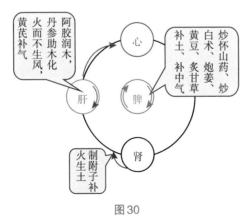

图30

2012年7月28日，患者已守方服17剂，盗汗、自汗大减。自服药至今，惊风抽搐未作。

2012年8月1日二诊：面色转红润，舌色淡红。守方再服1个月。

按： 此证属惊风。惊风有急惊风与慢惊风之别。慢惊风一证，由脾虚损，致中气虚，不足以支持人之正常活动，或加以外因惊吓而抽搐。病势缓，或瘫软，或惊搐。面色多淡白萎黄。若以定惊祛风治疗，每不切病机，而发散剂会反致病情加重。此证夏禹铸的《幼科铁镜》论述甚详。

新生儿危重症

——六度古中医学塾1期学生崔景桥经治

患者韩某，14天，北京人。患儿于2020年8月11日诊断为新生儿坏死性结肠炎、新生儿高胆红素血症、新生儿肺炎、小脑出血等，下病危通知书并进入重症监护室，同时使用抗生素治疗。后家属不愿西医治疗，于8月13日出院（图31）。

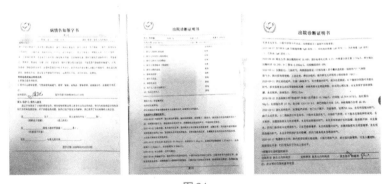

图31

2020年8月14日电话就诊：精神差，溢奶，打嗝嗳气，大便带血，呈黑绿色。由于我是第一次接触此类疾病，心中甚为惶恐，故而请教师父（张涵），师父处以破格救心汤加减（颗粒剂），拟方如下：制附子10克，炙甘草10克，干姜10克，红参10克，龙骨10克，牡蛎10克，磁石10克，山萸肉10克，赤石脂10克，血余炭10克。由于当前没有颗粒剂，所以嘱先服用附子理中丸。

2020年8月15日电话就诊：反馈昨日晚上服用附子理中丸1次，今日上午服用1次，开始药喝下即吐，后来再灌就能喝下，腹中咕咕作响，中午大便已没有昨晚黑。下午又服1次附子理中丸，晚上排出大便，已基本正常。当天晚上开始服用救心汤颗粒剂。

2020年8月16日电话就诊：大便呈正常小麦色，之前小便是流出来的，现在小便可直接排出。救心汤服完后，除大便有奶瓣外，饮食已正常，精神体力恢复，已无大碍。

按：此例是通过电话沟通，经弟子崔景桥治疗的一例危重症。该患儿大便带血、呈黑绿色，医院已下病危通知书，通过症状描述，可知其为寒邪入于太阴脾肺（肺炎），引起肠坏死（便血）。先师讳李可先生的破格救心汤，适用于阳气欲绝之危重症，予之服后效如桴鼓。

（崔景桥整理）

小便不禁

——补肾气以开心智

林某，男，11岁，北京人。

2011年6月13日初诊：肥胖（体重101公斤），心智未开，属于需特殊教育儿童。询知在父母的精心指导下，会背诵许多首诗词及弟子规等，亦学习书画，但理解能力较差，小便不禁，经常尿湿裤子，脉迟，两尺弱，舌淡水润。治疗拟方如下：生黄芪250克，制附子30克，干姜15克，炙甘草45克，茯苓30克，泽泻30克，车前子15克（包煎），石菖蒲20克，益智仁15克，苍术23克，白蔻15克（后10分钟下），生姜30克。加水2.5升，文火煮，取300毫升，日1剂，分3次服，14剂。

患者服此方1剂，小便失禁愈。守方服1个月，精神佳，体力大增，原来走不动路，现在明显走路轻快，身形明显内收，但体重未减。

2011年8月1日二诊：已服39剂，每日服药后，大便日行4次。智力有向好迹象。最近学会说谎，原来不会。现在精神、体力又有好转。嘱加附子至60克、肉苁蓉30克、辽细辛30克、大黄15克，用1周，间隔1周。

2011年10月3日三诊：已服中药90剂，精神体力均佳，智力改善。体重由101公斤减至87.5公斤，身高增加2厘米。

2012年11月5日四诊：配服培元固本散1份，日冲服2次。培补肾气，以开心智。

2012年5月20日五诊：身高1.71米，体重90公斤。学习书画大有进步，理解能力增强。

按：肾主志，心主神，神志清明则智慧明、智力强。该患者常遗尿、小便失禁、脉迟，多由肾阳虚不能气化水液，肾气虚失封藏之职，膀胱"州都之官"不能藏之所致。同时，由于患者肥胖，可知痰湿之盛，阳气之弱。治疗以温阳利湿泄浊之法后，其精神、体力均好转。培元固本散培补肾气，肾气足，心清神明，智慧自开。

甲状腺功能亢进症

——10年病史，长期服用西药出现副作用

岳某，女，41岁，长春人。

2011年4月5日初诊：甲状腺功能亢进症病史10年，长期服西药，出现副作用。面颊赤，明堂阙廷暗，脉数（100次/分），右寸浮、尺弱，左寸浮数有力、关尺弱，舌淡白。嘱停服西药，治疗拟方如下：炒白术30克，炙甘草45克，茯苓30克，生龙骨、生牡蛎各30克，炮姜23克，熟地黄30克，砂仁米10克，山萸肉30克，龟甲粉30克，菟丝子30克，乌梅30克，黑豆30克，牡丹皮10克，百合15克，红参15克（图32）。7剂。

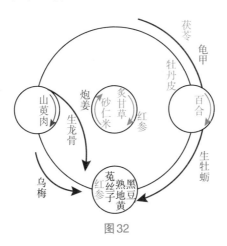

图32

服7剂后出现乏力困倦。嘱守方续用7剂。2011年4月20日，患者困减，食欲大增，心率约90次/分，鼻部稍有不适。此后每月服十数剂。

2011年11月3日二诊：脉沉缓，面赤已退。询知服此方，夏天病情稳定，至秋三月，很快好转。此乃借秋三月金气收敛之助，而收功也。值立冬，守方加柏子仁10克，2日1剂。

2012年2月10日三诊：查甲状腺功能已正常。治疗拟方如下：熟地黄60克，菟丝子30克，女贞子30克，旱莲草15克，阿胶10克，乌梅30克，炙甘草30克，生白术15克，茯苓30克（图33）。服至雨水停药。

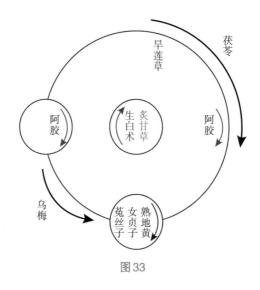

图33

2012年6月6日，查甲状腺功能指标正常。2013年3月7日复查甲状腺功能，未见明显异常。

按：该患者脉象两寸浮，左浮数有力，气浮于上，面赤，属于阳气外越上浮之征。阴虚不能配阳，阳气外越，当壮水之主以制阳光，兼收敛相火。其服药后出现乏力困倦，即是相火下降内收之征，渐渐下元充实，则困减。患者夏日病情稳定，至秋三月很快好转，此为得天之助，顺应金秋收敛之气，从而病得痊愈。2023年1月随访，甲状腺功能亢进症未复发。

遗精

——少年斫伤肾气，精虚不藏

患者，男，36岁，未婚。

2011年3月5日初诊：少年时有手淫之不良习惯。刻下症见面色萎黄，目暗，舌淡白，苔白腻，乏力，腰痛，足跟痛，眠差，频繁遗精，尿频急，脉紧细无力，两尺浮弱而下尺中。诊为少年斫伤肾气，精虚不藏，治疗拟方如下：炮姜30克，生白术23克，炙甘草30克，怀山药30克，桂枝15克，莲子心1克（研冲），藕节20克，生龙骨15克，辽五味子15克，白果20克（捣），枸杞子30克，菟丝子30克，盐补骨脂30克，生黄芪30克，生晒参15克（图34）。加水1.5升，文火煮1小时，余300毫升，日1剂，分3次服，7剂。

2011年3月19日二诊：服前方睡眠好转，体力精神转佳，遗精止，气色转明，尿频好转，足跟痛略有加重，胃有反酸，脉转缓，两尺略有力。守方10剂。

2011年4月16日三诊：服前方至今，足跟痛、腰痛减轻。目暗明显好转。配服培元固本散1份，每次3克，日2次，冲服。并与桂附地黄丸同服。

2011年5月16日四诊：足跟痛、腰痛去十之八九，面色转荣，目暗退。服培元固本散后偶有遗精，改培元固本散每日4

克，配莲子心0.5~1克泡水代茶饮。

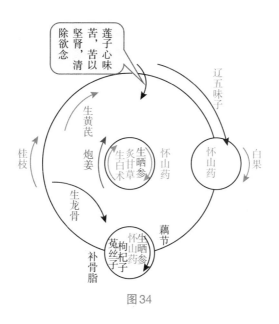

图34

2011年11月1日五诊：足跟痛已去，无尿等待，阳事已恢复，脉两尺已有力，近2个月大便秘结。嘱仍服培元固本散，另配合生地黄30克、胡麻仁15克、肉苁蓉30克煮水服。患者已谈女友，正商议结婚事宜。建议迟1年再结婚，因为此伤精之证，自身修复需要一定的时间，虽然男性功能已恢复，但若近女色，恐伤损根基，前功尽弃。若能清心禁欲1年，历经生长收藏一大周天，使精气充足，方可结婚生子。

按：精虚不藏之证，首当固肾补漏（有漏之器，不能藏纳），治以藕节、补骨脂、生龙骨、生牡蛎补其漏洞，莲子心清心肾欲火，助精气不能走泄。次补精气，以培元固本散补诸虚百损。后当节欲，以保精全形。

遗精

——少年斫伤肾气

患者，男，32岁，山东人。少年斫伤肾气，12~13岁时即有手淫之陋习，多熬夜，年稍长即纵欲。20岁时，左跟腱运动断裂，后又因不慎再次断裂，曾手术治疗2次。膝冷无力，气短，咽炎，服中药700余剂好转，后多服肾气丸汤剂、柴胡剂，精神体力较前好转。

2012年4月初诊：脱发，早白，目干，畏光，时鼻塞、流涕；舌下瘀络，唇干，牙龈时出血，目下虚浮暗；服药出现痒疹，日月穴处皮肤硬；脘腹硬，中脘右足少阴经循行处有硬索，腹胀纳差；精少，睾丸时痛，尿频，前列腺时痛，会阴痛；六脉浮细枯，右寸、关部弦硬，右尺弱偏，左浮细，左尺弱偏枯，左脉弱于右脉。治疗拟方如下：黄精30克，怀山药30克，熟地黄45克，女贞子30克，桑椹30克，沙苑子30克，砂仁米30克（姜汁炒），胡芦巴30克，黄连1克，莲子心1克，益智仁15克，菟丝子30克，当归15克（图35）。

2012年5月20日二诊：服药期间因畏苦而未服黄连、莲子心，遗精3次，近日乏力甚，腹硬，中脘右足少阴经循行处有硬索，脉六部浮紧细，右弱。守方加附子15克、炒荔枝核15克、橘核15克。配服培元固本散。

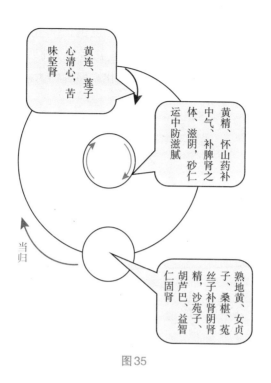

图35

2012年6月25日三诊：未加服炒荔枝核、橘核。加以修心，已1个月无遗精。刻下症见精神体力尚可，面色无光泽，目热干痛，胃堵。治疗改方如下：决明子30克，生晒参15克，女贞子30克，桑椹30克，生半夏30克，炮姜30克，炙甘草30克，生白术30克，炒荔枝核、橘核各15克，制附子30克，川续断30克，牡丹皮15克，茯苓30克（图36）。

2012年8月29日三诊：已停中药汤剂月余，重视修身养性。刻下症见上中脘胀硬，右肋时痛，眠差多梦，无遗精，夜溲1次，脉右寸弱，右关下弦硬、尺下弦硬，右关滑细硬、尺弱，舌胖瘀，胃脘不适。此为精气仍虚，虚久致瘀，治疗拟方如下：黄精30克，砂仁米15克，延胡索10克，厚朴3克，丹参45克，檀香10克，降香10克，炮姜23克，生桃仁30克，红花15克，生半夏30克，巴戟天30克（图37）。患者服7剂后，脘腹已软，胀硬已消，腹部硬索已去。能食能化，精神体力均佳，身体渐入佳境。嘱续服培元固本散。

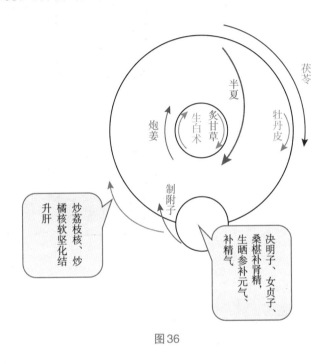

图36

2012年10月13日四诊：已无遗精，服三诊方，进食量大增，已增重6公斤，足跟痛减，脉两尺渐有力，两寸细，体力尚感不足。守方14剂。

2012年11月17日五诊：数日前又遗精1次，脉两尺浮弦细。脘腹硬处已变软，舌胖淡红，苔薄白，纳可。自觉体质好转较慢。

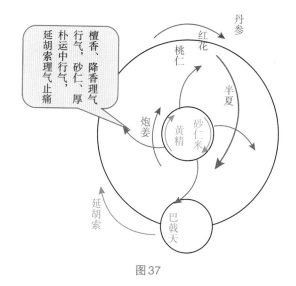

图37

按：该患者乃手淫伤及肾精，先天元气受损，恢复较慢，决非旬日可瘳。治愈遗精乃是第一步，只有精气藏固，才能慢慢充足，精足才能化生元气，濡养筋脉、四肢百骸、五脏六腑，从而恢复自我修复功能。

精气有一定积累，则易生欲念，应慎防遗漏，否则会前功尽弃，永无愈期！故要修身养性，使身体素质慢慢提升。若百日之内无走漏，身体状况会提升一级台阶。借鉴道家修炼百日筑基之功夫是也。此病能否治愈，取决于患者自己有无信心和毅力。

2013年1月13日六诊：患者已经能够很好地管理自己。嘱其不要依赖中药，顺应四时规律，起居有节，待积累足时日，便可自然痊愈。然而此病无一二度寒暑难以痊愈，有此种信心、毅力者鲜矣！此前车之鉴，为邪淫者戒！

饮邪上逆，命门火弱

——高血压

患者张某某，男，27岁，河南濮阳人。

2011年7月15日初诊：高血压1年余，服降压药乏效，头晕，整日昏沉欲睡，脉右弦，两尺弱，舌淡紫。诊为饮邪上逆，命门火弱，治疗拟方如下：茯苓60克，生白术30克，赤芍23克，白芍30克，川干姜23克，生龙骨、生牡蛎各30克，山萸肉30克，枸杞子30克，菟丝子30克，怀牛膝30克，辽五味子18克，制附子30克（图38）。文火煮90分钟，余300毫升，日1剂，分3次服，14

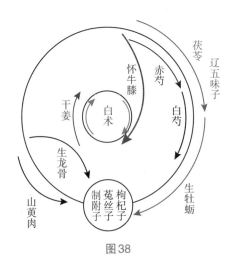

图38

剂。患者服7剂后血压正常，头晕昏沉等症状均去。停服西药，又服7剂，血压约为120/80mmHg。

2011年7月29日二诊：守方去制附子，加红参30克，服1个月后停中药，血压正常，精神体力佳。

2012年5月随访，一直未服中西药，血压正常。

2013年3月随访，血压正常。

按：阴邪在上窃据阳位，清阳不能上呈于头部，故见头晕；阴邪在上而不降，故见昏沉。《伤寒论》曰："振振欲擗地者是也。"因此，治疗用真武汤加怀牛膝以通降阳明（阳明为一身降机之枢纽）。

纵欲伤精

——少年斫伤肾气

　　患者，男，14岁，重庆人。有手淫之不良习惯1年余，遗精频繁，脉六部浮，左关尺弱，右关偏紧，面色青黄，舌淡，精神差，性情急躁，口气重。治疗拟方如下：莲子心1克（研冲），黄连1克（研冲），莲须10克，生龙骨20克，生白术30克，枸杞子30克，菟丝子30克，沙苑子30克，炙甘草30克，山萸肉45克，红参20克（图39）。30剂。

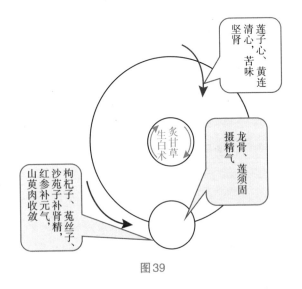

图39

2012年6月30日二诊：服前方1个月，诸症皆去，面色好转，1~2个月遗精1次，脉缓，尺沉，左关细。嘱服培元固本散3克/次，日1次，冲服。服3个月后告知已痊愈。

按：儿童，正值天真烂漫之时，最宜熏习正知正见。男子不过二八，女子不过二七，天癸至，则精气溢泄，天真不再。儿童时期如同春天，应遵循养生之道："春三月……生而勿杀，予而勿夺，赏而勿罚，此养生之道也，逆之则伤肝，奉长者少。"手淫如同以刀砍斫幼小之树苗，则伐其真，坏其本矣！如何能长成栋梁？

该患儿幸亏其父母及早发现，在16岁之前弥补其伤害，尚属有径。不过此种伤害，已经使其天赋受损。

天下父母一定要负担起监护之责，勿犯此邪淫之戒，否则将成终生之残疾，治必不易！

慢性肾炎

——激素治疗效果不佳

患者宁某，女，63岁，山西人。

2012年2月3日初诊：2010年夏确诊为肾病综合征，后转为肾炎，一直服激素治疗至今。10年前有腰椎手术史。口苦多年，5~6年前开始出现五更泄、脑鸣、腰膝痛、双膝痛。西医诊断为慢性肾炎。刻下症见面暗，目暗，舌淡，苔薄白，脉沉紧，尺濡而弱，右尺紧。治疗拟方如下。

处方1：培元固本散加味，3克/次，日3次。

处方2：人参30克，制附子15克，油桂5克，山萸肉45克，熟地黄60克，怀山药30克，茯苓30克，泽泻30克，枸杞子30克，沙苑子30克，车前子30克，胡芦巴30克（图40）。加水1.5升，文火煮80分钟，余300毫升，日1剂，分3次服，14剂。嘱停服激素。患者服14剂后，又守方服14剂，停汤药。

2012年5月，培元固本散已服完，复查肾功能指标均正常（图41），已停药。

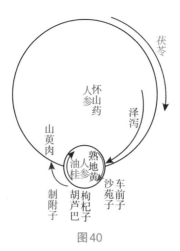

图40

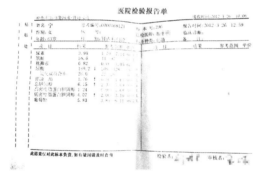

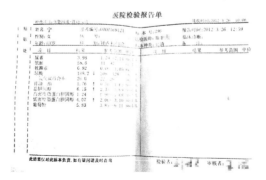

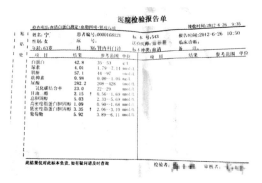

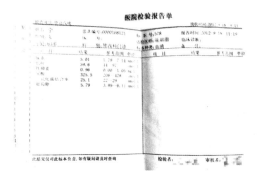

医院检验报告单

接收时间:2012-9-18 8:56

姓名:宁　　　患者编号:0000168121　　标本号:117　　报告时间:2012-9-18 9:15
性别:女　　　床　号:　　　送检医师:　　　临床诊断:
年龄:　岁　　　科　别:肾内科门诊　　标本种类:全血　　备注:

项目	结果	参考范围	单位	项目	结果	参考范围	单位
白细胞计数	8.3	4~10	10⁹/L	嗜酸细胞百分比	2.60	0~8	%
红细胞计数	4.11	3.5~5	10¹²/L	嗜碱细胞百分比	0.10	0~1	%
血红蛋白	125	110~150	g/L	中性粒细胞计数	4.98	2~7	10⁹/L
红细胞压积	36.10	37~45	%	淋巴细胞计数	2.65	1.5~4	10⁹/L
血小板计数	189	100~300	10⁹/L	单核细胞计数	0.45	0.2~0.8	10⁹/L
平均血小板体积	11.40	6.5~13	fL	嗜酸细胞计数	0.22	0~0.45	10⁹/L
血小板压积	0.21	0.11~0.28	%	嗜碱细胞计数	0.01	0~1	10⁹/L
平均红细胞体积	87.80	80~100	fL	红细胞分布宽度-SD值	41.70	39~50	fL
平均血红蛋白量	30.40	27~35	pg	红细胞分布宽度-CV值	13.00	8.5~15.5	%
平均血红蛋白浓度	346.00	310~370	g/L	血小板分布宽度	13.90	10.5~25.4	fL
中性粒细胞百分比	60.00	50~70	%	大型血小板比率	34.30	13~43	%
淋巴细胞百分比	31.90	20~40	%				
单核细胞百分比	5.40	3~8	%				

此结果仅对此标本负责,此标本保存结6小时,如有疑问请及时查询　　　检验者:　　　审核者:

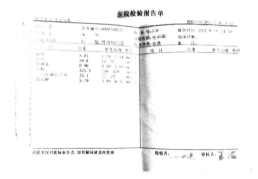

图41

2013年2月22日二诊：自去年服中药开始，停服激素至今，查肾功能未见明显异常。面色偏黄，舌淡紫，苔白腻，便溏5~6年，日行3次，脉左寸关浮弦、尺有力，右寸浮弦、关紧、尺弱。考虑其元气仍虚，故予培元固本散600克，3克/次，日3次，冲服。

按：该肾虚患者，治疗用肾气丸以补肾之阴阳，用培元固本散以补精气、疗诸虚百损。

肾炎

——长期服用温燥之剂，遗精频繁

患者王某，男，29岁，山东人。

2012年6月27日初诊：2009年患肾炎，2010年至今一直服中药治疗，尿潜血一直未消，尿蛋白时有时无，方剂以真武汤、肉桂、附子为主。近日又服越婢汤、三仁汤、龙胆泻肝汤。刻下症见时有腹泻，乏力；尿潜血（+++），尿蛋白（+），遗精频繁，每月10次；脉左尺濡而紧弱，右寸弦大紧，关缓，尺紧数；舌胖暗，根腻，齿痕。治疗拟方如下。

处方1：柏子仁30克，白芍30克，茯苓45克，胡芦巴30克，黄连1克，莲子心1克（研冲），炒白术30克，海金沙30克，炙甘草30克，白茅根30克，制乳香10克，制没药10克，益智仁30克，补骨脂30克，肉苁蓉30克，炮姜15克，制附子15克（图42）。加水1.5升，文火煮80分钟，余300毫升，日1剂，分3次服，7剂。

处方2：生麻黄10克，粉葛根60克，贯众30克，赤芍15克，白芍25克，炙甘草30克，菟丝子30克，枸杞子30克，补骨脂30克，杏仁10克，生姜30克（图43）。加水0.5升，武火煮80分钟，余300毫升，日1剂，分3次服，3剂。

处方3：培元固本散3克/次，日3次。

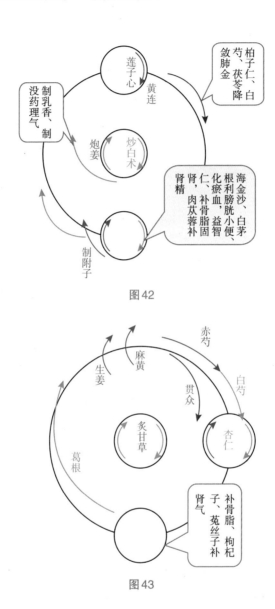

图42

图43

2012年7月29日二诊：服前方25剂，已半个月未遗精，舌淡赤，尖赤，根腻，脉转润，两尺较前缓，近日情绪忧虑。西医检查多项指标异常（图44）。治疗拟方如下。

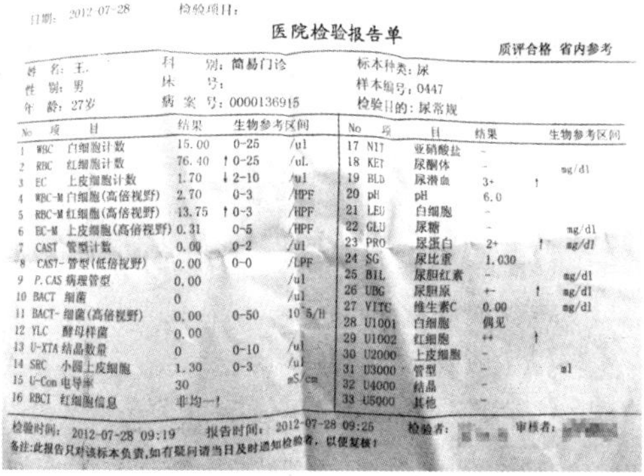

日期：2012-07-28　　检验项目：

医院检验报告单

质评合格 省内参考

姓　名：王.　　科　别：简易门诊　　标本种类：尿
性　别：男　　床　号：　　样本编号：0447
年　龄：27岁　　病 案 号：0000136915　　检验目的：尿常规

No	项目	结果	生物参考区间		No	项目	结果		生物参考区间
1	WBC 白细胞计数	15.00	0-25	/ul	17	NIT 亚硝酸盐	-		
2	RBC 红细胞计数	76.40	↑ 0-25	/uL	18	KET 尿酮体	-		mg/dl
3	EC 上皮细胞计数	1.70	↓ 2-10	/ul	19	BLD 尿潜血	3+	↑	
4	WBC-M 白细胞(高倍视野)	2.70	0-3	/HPF	20	pH pH	6.0		
5	RBC-M 红细胞(高倍视野)	13.75	↑ 0-3	/HPF	21	LEU 白细胞	-		
6	EC-M 上皮细胞(高倍视野)	0.31	0-5	/HPF	22	GLU 尿糖	-		mg/dl
7	CAST 管型计数	0.00	0-2	/ul	23	PRO 尿蛋白	2+	↑	mg/dl
8	CAST- 管型(低倍视野)	0.00	0-0	/LPF	24	SG 尿比重	1.030		
9	P.CAS 病理管型	0.00		/ul	25	BIL 尿胆红素	-		mg/dl
10	BACT 细菌	0		/ul	26	UBG 尿胆原	+-	↑	mg/dl
11	BACT- 细菌(高倍视野)	0.00	0-50	10^5/H	27	VITC 维生素C	0.00		mg/dl
12	YLC 酵母样菌	0.00			28	U1001 白细胞	偶见		
13	U-XTA 结晶数量	0	0-10	/ul	29	U1002 红细胞	++	↑	
14	SRC 小圆上皮细胞	1.30	0-3	/ul	30	U2000 上皮细胞	-		
15	U-Con 电导率	30		mS/cm	31	U3000 管型	-		ml
16	RBCI 红细胞信息	非均一!			32	U4000 结晶	-		
					33	U5000 其他	-		

检验时间：2012-07-28 09:19　　报告时间：2012-07-28 09:25　　检验者：　　审核者：

备注：此报告只对该标本负责，如有疑问请当日及时通知检验者，以便复核！

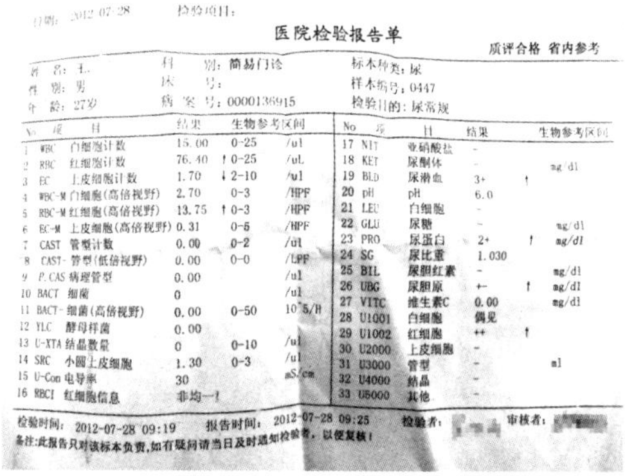

日期：2012-07-28　　检验项目：

医院检验报告单

质评合格 省内参考

姓　名：王.　　科　别：简易门诊　　标本种类：尿
性　别：男　　床　号：　　样本编号：0447
年　龄：27岁　　病 案 号：0000136915　　检验目的：尿常规

No	项目	结果	生物参考区间		No	项目	结果		生物参考区间
1	WBC 白细胞计数	15.00	0-25	/ul	17	NIT 亚硝酸盐	-		
2	RBC 红细胞计数	76.40	↑ 0-25	/uL	18	KET 尿酮体	-		mg/dl
3	EC 上皮细胞计数	1.70	↓ 2-10	/ul	19	BLD 尿潜血	3+	↑	
4	WBC-M 白细胞(高倍视野)	2.70	0-3	/HPF	20	pH pH	6.0		
5	RBC-M 红细胞(高倍视野)	13.75	↑ 0-3	/HPF	21	LEU 白细胞	-		
6	EC-M 上皮细胞(高倍视野)	0.31	0-5	/HPF	22	GLU 尿糖	-		mg/dl
7	CAST 管型计数	0.00	0-2	/ul	23	PRO 尿蛋白	2+	↑	mg/dl
8	CAST- 管型(低倍视野)	0.00	0-0	/LPF	24	SG 尿比重	1.030		
9	P.CAS 病理管型	0.00		/ul	25	BIL 尿胆红素	-		mg/dl
10	BACT 细菌	0		/ul	26	UBG 尿胆原	+-	↑	mg/dl
11	BACT- 细菌(高倍视野)	0.00	0-50	10^5/H	27	VITC 维生素C	0.00		mg/dl
12	YLC 酵母样菌	0.00			28	U1001 白细胞	偶见		
13	U-XTA 结晶数量	0	0-10	/ul	29	U1002 红细胞	++	↑	
14	SRC 小圆上皮细胞	1.30	0-3	/ul	30	U2000 上皮细胞	-		
15	U-Con 电导率	30		mS/cm	31	U3000 管型	-		ml
16	RBCI 红细胞信息	非均一!			32	U4000 结晶	-		
					33	U5000 其他	-		

检验时间：2012-07-28 09:19　　报告时间：2012-07-28 09:25　　检验者：　　审核者：

备注：此报告只对该标本负责，如有疑问请当日及时通知检验者，以便复核！

图44

处方1：百合30克，白果20克，生白术23克，怀山药30克，茯苓30克，炙甘草15克，熟地黄45克，桑椹30克，枸杞子30克，菟丝子30克，白茅根30克，制附子30克，山萸肉30克，牡丹皮10克，地榆炭20克（图45）。7剂。

方2：生麻黄10克，辽细辛30克，贯众30克，粉葛根45克，赤芍15克，炙甘草30克，菟丝子30克，枸杞子30克，杏仁15克，九节菖蒲20克，辽五味子10克，白芍15克，生姜30

克（图46）。3剂。

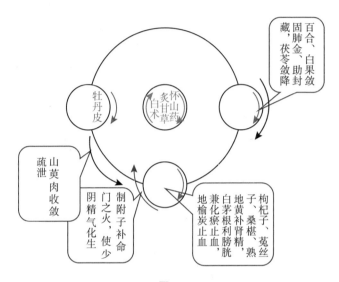

图45

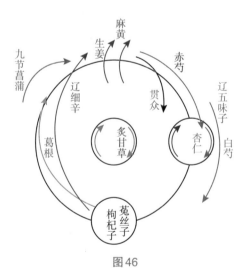

图46

服至2012年9月13日，查尿潜血为（+-）（图47）。治疗改方如下：百合30克，生地黄30克，生白术23克，怀山药30克，茯苓30克，炙甘草15克，桑椹30克，枸杞子30克，菟丝子60克，白茅根30克，制附子15克，山萸肉30克，白果20克，牡丹皮10克（图48）。21剂。

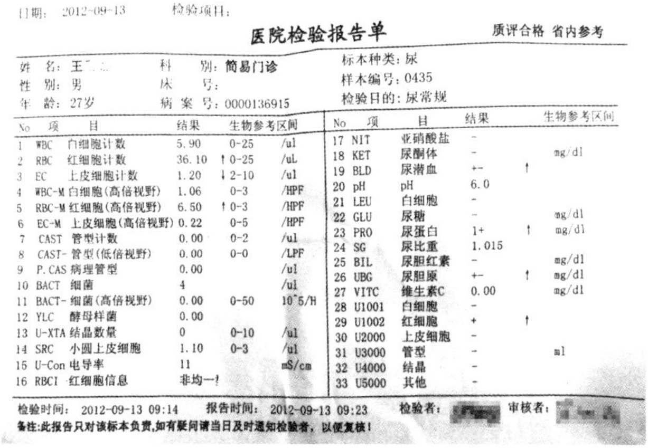

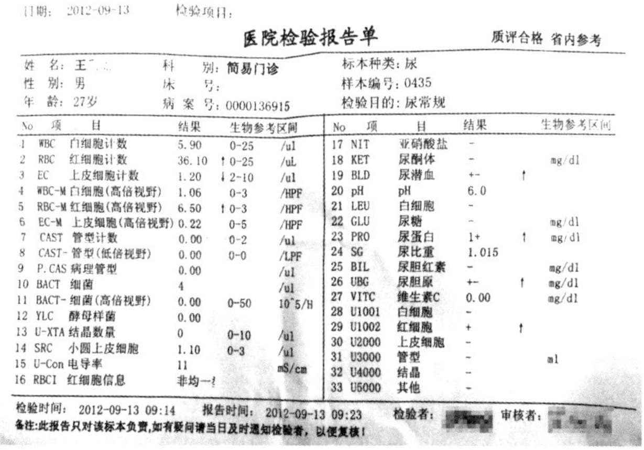

图47

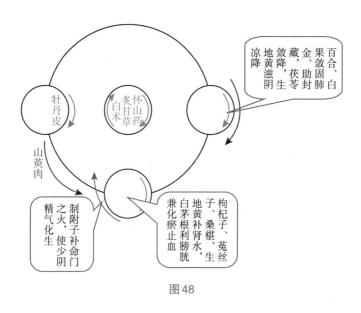

图48

2012年10月2日三诊：已服中药70剂，查尿隐血由（+++）减为（+-）。精神体力好转，遗精约20日1次。治疗拟方如下。

处方1：柏子仁30克，白果20克，生地黄30克，怀山药30克，桑椹30克，制附子15克，白茅根30克，炙甘草15克，枸杞子30克，菟丝子60克，山萸肉30克，牡丹皮10克。2剂。

方2：培元固本散，常服。

2013年2月，其友人代述，尚在守方服药，工作正常，已无明显不适。

按：此例肾炎，视其所服，温燥剂长期服用，致下焦阳气不能安位，相火妄动，而现频繁遗精，以滋阴为主取效，使精气得保全，才有向愈之可能。故治肾病第一要义，必固肾精，设若长年累月无有遗精，则病不痊者鲜。若有20余日有一次遗精，亦能慢慢好转。若犯房事，必前功尽弃！

肾小球肾炎

——6年病史，坚持中药治疗

患者贾某，女，45岁，北京人。肾小球肾炎病史6年，常服中药。

2011年3月12日初诊：乏力，腰酸痛，晨起目胞肿，面色萎黄，舌淡白胖、有齿痕，脉两尺弱涩，畏寒，纳可。治疗拟方如下：熟地黄60克，怀山药30克，山萸肉45克，牡丹皮6克，防风15克，泽泻30克，茯苓30克，红参23克，桂枝15克，制附子23克（图49）。加水1.5升，文火煮80分钟，余300毫升，日1剂，分3次服，7剂。

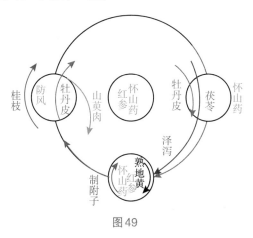

图49

2011年3月19日二诊：服前方14剂，尿常规指标好转，精神体力好转，腰仍酸痛，大便3日一行，较前畅，脉右关硬，尺濡滞。表明畏寒已去，稍有上火，嘱守上方。

2011年4月2日三诊：尿蛋白阴性，服前方14剂，大便好转，日1行，每日下午精神差。自服3月5日方至今，肢厥已转温，畏寒已去，舌淡白。治疗拟方如下：当归10克，熟地黄60克，怀山药30克，山萸肉45克，牡丹皮10克，防风15克，泽泻30克，生白术23克，茯苓30克，红参18克，制首乌30克，制附子23克，枸杞子30克，菟丝子30克，肉苁蓉23克，杭白芍10克（图50）。加水1.5升，文火煮80分钟，余300毫升，日1剂，分3次服，7剂。

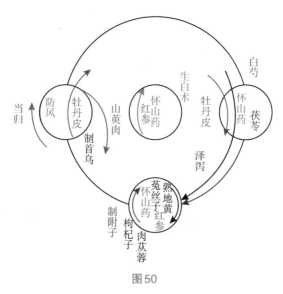

图50

2011年4月16日四诊：服前方14剂，体力好转，大便日行2次，近两日前额痛，已无畏寒，脉左尺稍起，两尺仍濡滞。治疗拟方如下：当归10克，熟地黄45克，怀山药30克，山萸肉

30克，牡丹皮10克，防风15克，泽泻30克，生白术23克，茯苓30克，红参15克，制首乌30克，制附子18克，枸杞子30克，菟丝子30克，肉苁蓉23克，白芍10克，姜炭15克，黑芥穗10克（图51）。煮法同前，7剂。服此方后，患者忽有头晕，西医诊断为颈椎病，又服西药，有所缓解，遂未再服药。

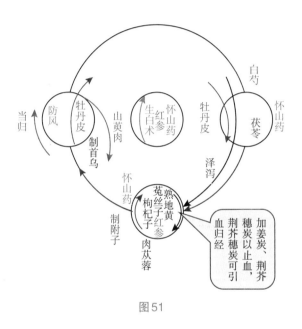

图51

按：肾病的治疗颇费时日，绝非旬日可收功，不能坚持者多，往往半途而废。

尿潜血

——有高血压病史，服西药降压药引发咳嗽

患者李某，男，38岁，山东人。

2012年8月6日初诊：尿潜血阳性病史3年，高血压病史约5年（血压130~170/100~130mmHg），近日尿蛋白亦偏高。血压升高时头痛，时有腰酸痛，乏力，体胖，面色暗，脉沉紧，尺沉紧弱，舌淡白、有齿痕，苔腻，大便溏，日1~2次，尿频，痰多，有脚气、湿疹。诊为脾肾阳虚兼有血瘀。治疗拟方如下：制附子60克，川干姜45克，炙甘草45克，茯苓60克，炒白术30克，生半夏45克，赤芍30克，生桃仁30克，红花15克，丹参45克，枸杞子30克，菟丝子30克，山萸肉90克（图52）。14剂。

2012年8月28日，患者已服14剂，无尿频，日泻3次，转矢气。2012年8月29日，查尿常规示红细胞计数18.1/μL（原34.9/μL），红细胞高倍视野3.26/HPF（原6.28/HPF），尿潜血（+++），红细胞镜检1~3（原2~5）。嘱改制附子为30克、川干姜30克，加白茅根30克。2012年9月22日，患者咳嗽数日，嘱服风寒感冒颗粒。

2012年10月15日二诊：咳嗽1个月，停服中药1个月。期间于近处就医，服中西药无效。咽痒，咳白黏痰，脉右寸弱、尺紧细弱，左寸濡，舌胖。治疗拟方如下：生麻黄10克，杏仁

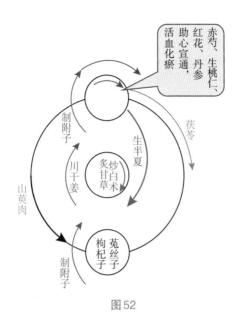

图52

15克，生半夏45克，辽细辛30克，乌梅30克，辽五味子10克，蝉蜕10克，西洋参须30克，炙款冬花15克，炙紫菀15克，巴戟天30克，炙甘草30克，补骨脂30克，柏子仁15克，紫苏子10克。患者服7剂后仍咳，嘱加川贝母3克、蜈蚣1条、全蝎6克，研冲。服5日后，夜咳减，平时不咳，但忽咽痒则痉挛性咳。而后停服降压西药，咳止。阅读该西药说明书，考虑其久治不愈之咳乃所服西药之副作用。

2012年11月17日三诊：因咳停服中药2月余，肾指标又恢复如前。后未再有联系。

按： 西药的副作用，以中医的原理不知如何分析，因此用中药治疗，亦应虑及西药是否有副作用的影响。

系统性红斑狼疮

——激素治疗效果不佳

患者魏某，女，32岁，北京人。

2012年7月14日初诊：2012年5月确诊为系统性红斑狼疮，此前尿血4年余，腰髋痛数年，正在服激素治疗。刻下症见时常发热，关节痛，后背至胸部麻木，畏寒甚，面色暗黄，舌淡腻，脉弱，右寸滑，左关尺弱甚。治疗拟方如下：百合20克，西洋参须30克，生半夏30克，巴戟天30克，肉苁蓉30克，龟甲30克，制附子15克，乌梅30克，炙甘草30克，炒白术30克，炮姜23克（图53）。加水1.5升，文火煮1小时，日1剂，分3次服，14剂。嘱渐渐减服激素至停用。

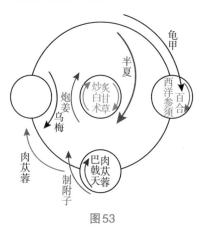

图53

2012年8月1日二诊：服13剂，大便好转，日行1次。7月27日已停服激素。腹胀，频转矢气，时有腰痛，多梦眠差，上火，足跟痛。嘱加熟地黄45克、枸杞子30克、菟丝子30克、麦冬15克。

2012年8月5日三诊：外感流涕。嘱服桂枝汤加白芷。

2012年8月15日四诊：腹胀，目赤，头痛，背痛，胃不适，腰痛。嘱间服麻黄附子细辛汤3剂。

2012年8月29日五诊：服8月15日方后，目痛、头痛已去，尚有关节痛、背痛。白细胞、红细胞计数偏低。2012年9月4日，患者背痛缓解，足跟痛重，腹胀。

2012年9月29日六诊：足跟痛。嘱桂附地黄丸、生脉饮同服，服用半个月。

2012年10月14日七诊：近日目干痛，肿胀，足跟痛，胃不适，多梦，乏力，大便2~3日一行。查红细胞计数已升至正常。纳好转，精神好转，面色白，唇舌淡白，脉弱，右寸偏上浮，左关弱。治疗拟方如下：菊花5克（后下），阿胶10克，西洋参须30克，生白术23克，炙甘草23克，制附子15克，巴戟天30克，肉苁蓉30克，生黄芪45克，生麦芽45克，枸杞子30克，炮姜15克，辽五味子15克（图54）。加水1.5升，文火煮1小时，日1剂，分3次服，21剂。

2012年11月3日八诊：目痛已去，嘱守方。

2012年11月18日九诊：半个月前查系统性红斑狼疮指标已转阴，尿隐血明显好转。腰痛已愈，面色好转，舌淡、有齿痕，苔腻，脉偏细，较前有力，左关细，右寸已复常。治疗拟方如下：制附子15克，阿胶10克，西洋参须30克，生白术30克，炙甘草30克，巴戟天30克，肉苁蓉30克，生黄芪90克，枸杞子30克，辽五味子18克，炮姜15克（图55）。加水1.5升，文火煮1小时，日1剂，分3次服，21剂。

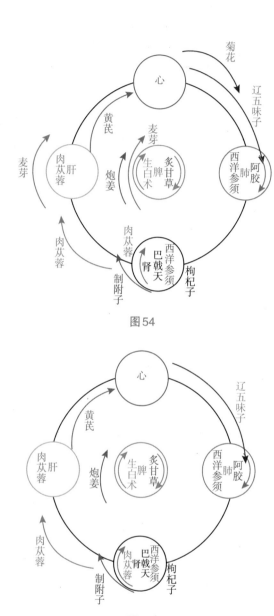

图54

图55

2012年12月16日十诊：精神、体力均佳，肢厥，已无腰痛、头痛。查补体C_3、C_4均已正常，尿隐血由（+++）转为正常，白细胞偏低。嘱守方21剂。

2013年1月13日十一诊：查血常规已正常，尿隐血（++）。脉沉缓，左尺弱。治疗拟方如下：熟地黄45克，制附子15克，红参须30克，巴戟天30克，肉苁蓉30克，枸杞子30克，生黄芪90克，当归10克，茜草炭15克，地榆炭15克，炒白术30克，炮姜23克，山萸肉30克。加水1.5升，文火煮1小时，日分3次服，14剂。

自服一诊方，1周后停服激素药，各种症状，渐次减轻，查西医指标亦渐渐好转。至此，已基本痊愈。但肾气仍虚，后续调理尚需时日。

按：该患者肺金不收降，致下元虚，故治疗予降肺金，兼温补下元，病得痊愈。

附：2012年7月至2012年12月患者病程记录

2012年5月15日因血尿4年余，间断腰骶部、双髋关节痛3年，常出现口腔溃疡，3年间常莫名发热，高热不退，头晕乏力，头痛，腰痛，加重2周入院。入院后相关检查：血常规：白细胞计数$3.4×10^9$/L，血红蛋白105g/L，补体$C_3$63.8mg/dL，补体$C_4$13.4mg/dL，抗双链DNA大于200（阳性）；尿常规：红细胞计数86.8/μL，尿的相位差镜检红细胞大小不均一，可见花环、面包圈、靶形，变形70%~80%。

5月22日行肾穿刺：可见14个肾小球，系膜轻度增生，肾小管、肾间质和小动脉均无明显异常。治疗予甲强龙6片／日，羟氯喹4片／日。6月8日出院。

6月21日复查：血常规：白细胞计数5.7×10^9/L，血红蛋白114g/L，抗双链DNA阳性，补体$C_3$64.5mg/dL，补体$C_4$13.1mg/dL；尿常规：红细胞计数28.2/μL。

7月12日复查：血常规：白细胞计数4.7×10^9/L，血红蛋白119g/L，抗双链DNA阴性，补体$C_3$61.1mg/dL，补体$C_4$12.5mg/dL；尿常规：红细胞计数28.5/μL。

7月21日开始服中药治疗，方如下：百合30克，西洋参须30克，生半夏（捣）30克，肉苁蓉30克，巴戟天30克，龟甲粉30克，制附子15克，乌梅30克，炙甘草30克，炒白术30克，炮姜23克。7月27日停激素。

8月2日，前方加熟地黄45克、枸杞子30克、菟丝子30克、麦冬15克。

8月5日，感冒，发热38.8℃，头痛，咽喉肿痛，鼻流清涕，怕冷。治疗方如下：桂枝20克，白芍10克，赤芍10克，炙甘草15克，白芷20克，生姜30克，大枣6枚，菊花10克（后下），金银花5克（后下）。2剂。第2天热退，症状减轻，关节疼痛。

8月14日，眼干痛，头痛，背痛，腹胀，胃不适。治疗方如下：生麻黄10克，葛根60克，辽细辛30克（后下），白参15克，炙甘草30克，菊花10克（后下），制附子15克，生姜30克。3剂。3剂后继服前方。

8月24日复查：血常规：白细胞计数3.0×10^9/L，血红蛋白100g/L，抗双链DNA阴性，补体$C_3$68.9mg/dL，补体$C_4$17.3mg/dL；尿常规：红细胞计数55.8/μL。

8月29日，在7月21日药方的基础上加制附子30克、阿胶10克。

9月8日改方如下：生黄芪120克，制附子45克，红参30克（切、另炖），炮姜30克，炙甘草60克，枸杞子30克，菊花10克（后10分钟下），炒白术30克，五味子18克，菟丝子30克

（白酒浸），怀山药45克，怀牛膝30克。21剂。

9月20日复查：血常规：白细胞计数2.7×10^9/L，血红蛋白107g/L，抗双链DNA阴性，补体$C_3$63.5mg/dL，补体$C_4$16.6mg/dL；尿常规：红细胞计数60.5/μL。

9月29日，服桂附地黄丸和生脉饮。

10月14日改方如下：菊花5克（后下），阿胶10克（烊化），西洋参须30克，生白术23克，炙甘草23克，熟附子15克，巴戟天30克，肉苁蓉30克，生黄芪45克，生麦芽45克，枸杞子30克，炮姜15克，辽五味子15克。21剂。

10月17日，胃痛难忍，吃砂仁2天。

10月25日复查：血常规：白细胞计数3.0×10^9/L，血红蛋白110g/L，抗双链DNA阴性，补体$C_3$62.3mg/dL，补体$C_4$14.3mg/dL；尿常规：红细胞计数32.5/μL。

10月29日复查：血常规：白细胞计数3.8×10^9/L，血红蛋白113g/L，抗双链DNA阴性，补体C_3和补体C_4均正常；尿常规：红细胞计数25/μL，变形率30%。

11月18日换方治疗感冒，方如下：制附子15克（先煎1小时），生麻黄10克，辽细辛30克，白芷30克，生黄芪60克（余15分钟入）。3剂。后改服：制附子15克，阿胶10克（烊化），西洋参须30克，生白术30克，炙甘草30克，巴戟天30克，肉苁蓉30克，生黄芪90克，枸杞子30克，辽五味子18克，炮姜15克。21剂。

12月10日复查：血常规：白细胞计数2.8×10^9/L，血红蛋白118g/L，补体C_3和补体C_4均正常。

治疗至今，腰、头均无疼痛，关节疼痛逐渐减轻，现偶尔发作，发热次数明显减少，眼睛不再干肿痛痒，激素引起的血管炎也消失，足后跟痛减轻，脱发较多。

外邪内陷入于少阴，太少同病

——高血压

患者翟某，男，51岁，北京人。

2011年9月28日一诊：脉右浮紧细，尺紧搏指，左寸关弦劲，尺弦而弱，舌淡白、有齿痕。曾患肾病综合征、肾功能不全、紫癜。经中医治疗后，各项指标均正常。近两年患高血压，血压160/90mmHg，心区时有不适，心悸、头晕时作，心房颤动，常服降压西药，仍不能控制。此为太阳少阴同病，治疗拟方如下：茯苓60克，生白术30克，赤芍15克，白芍30克，制附子30克，生龙骨、生牡蛎各30克，活磁石30克，山萸肉60克，枸杞子30克，制首乌30克，阿胶10克（图56）。加水1.5升，文火煮80分钟，余300毫升，日分3次服，7剂。

按：脉得太阳与少阴，推测病因得于外感，治疗不当，致外邪内陷入于少阴，引发肾病、心脏病（虽西医检查未发现异常）。其病史可见心肾俱伤，肾炎至肾病综合征、肾功能不全，心区不适，心悸、头晕时作即是少阴证；紫癜亦可作为表证论，由脉可知其恶寒、颈项强之表证应有，是太阳证未罢。

右脉尺紧搏指，提示肾中寒邪尚盛；阴邪上逆，故可见头晕；左寸脉已有弦劲之象，故心脏病已指日可见，虽西医检查未见异常，但已症见心悸、房颤，阴邪已有窃踞阳位之势。故用真武汤以镇纳群阴。

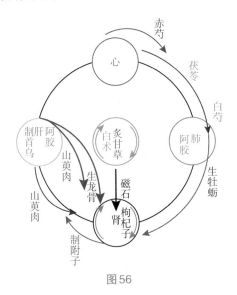

图56

值得说明的是，询其以前的治疗经过，知此病一度发展至肾功能不全，在医院将行透析之时，患者周折寻得一位民间老中医周老先生治疗，经用中药治疗年许，西医查各项指标均正常，临床治愈，唯遗高血压，未得痊愈。

2011年9月28日二诊：服前方4剂来诊，精神、体力均佳，血压已降低。其告知曾以此方征询周老师之意见，几经踌躇方才服药，不意有此佳效。嘱其守方。后不断电话联系，方略有调整。7剂后加红参、炙甘草。12剂后已无头晕症状。期间有一次外感症状，间服麻黄附子细辛汤2剂，诸症霍然而愈，多年之足胫肿已消。加服培元固本散，精神、体力佳。

2011年11月5日三诊：脉紧。治疗拟方如下。

处方1：茯苓60克，生白术30克，赤芍15克，白芍30克，制附子30克，生龙骨、生牡蛎各30克，活磁石30克，山萸肉60克，枸杞子30克，制首乌30克，阿胶10克，红参15克，炙甘草30克。煮法同前，7剂。

处方2：生麻黄5克，制附子30克，辽细辛30克（后下），枸杞子30克，淫羊藿30克，巴戟天30克（图57）。加水1.5升，文火煮80分钟，余300毫升，日1剂，分3次服，3剂。

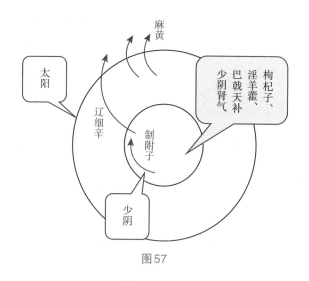

图57

2011年11月13日，前方已服3剂，偶有心慌，余精神、体力均佳，唯血压仍高（140~150/100mmHg）。

2011年2月3日四诊：前方轮服至今，效佳。期间电话调方数次。血压已正常，但遇劳累则升高，后又工作劳累耗气，刻下脉弦。治疗拟方如下：制附子10克，炮姜10克，炙甘草15克，熟地黄45克，丹参30克，桃仁30克，红花15克，山萸肉45克，生龙骨、生牡蛎各30克，红参15克（图58）。煮服法如前，7剂。嘱节劳。

　　2011年2月23日，患者自述近日状态很好，2~3日服1剂中药，未服用降压药。已注意配合营养，并节劳，自觉身体持续好转。期间一直服用培元固本散。

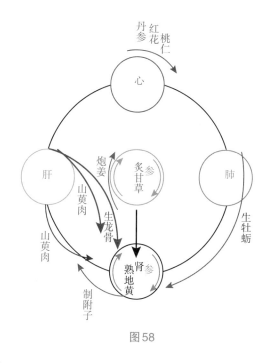

图58

　　2012年底，患者介绍其学生来调理身体，询知其身体康健。

过用附子，勿轻谓排病反应

——不寐、身痒如虫行、颈僵硬、面部红斑溃烂，服生甘草治愈

患者，男，39岁。

2012年8月27日初诊：自述自主服用大量附子2月余，怀疑自己患有系统性红斑狼疮或传染病。因未谋面，建议停药观察1~2日，并予生甘草30克泡茶。服后诸症皆消。患者自诉病程如下。

2009年7月中旬，服用含附子的药60余剂，一直到2009年9月18日，身体反应非常大。从8月初开始，连续2周腰痛，最痛时站立困难，持续了半个月。从8月中旬开始，腰痛消失，转移到右大腿、小腿、右臀，自觉筋痛，最痛时感觉像电击一样，甚至完全无法走路。持续疼痛10天左右后有所缓解，但小腿、脚踝、臀部等处仍持续疼痛，直到9月下旬停药。这些反应持续了约2个月，因为觉得应该是排病反应，所以把附子从150克加至了180克，希望通过猛攻取得疗效，但是感觉反而病情倒退了很多。

2012年5月中旬至2012年6月中旬，身体又出现不适，嘴唇溃烂，大约1周后恢复。鼻通气尚可，有时完全没有分泌物，但通常上午或中午时有分泌物需要排出（偶尔下午也有）。而后

发现抽烟对鼻通气有影响，一般前一天抽烟（2包左右），当天晚上睡觉时和第2天鼻通气较差，停止抽烟几天后又逐渐恢复原状。

2012年3月26日至4月2日在上海出差，怀疑自己有病毒感染和传染病，出现了许多以前没有的症状。从3月底开始出现头部瘙痒，而后脸部、颈部、耳朵瘙痒加重（2012年2月至3月已经开始出现耳鸣，脸部和颈部已经开始痒），头部发热。4月3日至4月7日出现汗出（有时下午会上半身出汗，一般出完汗后身体会舒适一些，但头部发热的感觉不消失，发热时测腋下体温正常）。4月9日和4月10日上半身发热，4月11日全身发热，发热汗出主要集中在下午和晚上。4月9日至11日连续3天晚间失眠，早醒。手指间痒，指腹有疹块，手背有红色皮疹。手、足、臀部关节有突击性微痛，手臂疼痛，肌肉跳动。有时腹部有鸣响，有时胸闷，轻微腹泻。颈部稍有僵硬不灵活，偶尔手腕完全无力（睡觉时压手，睡醒后出现，几年前好像也出现过），偶有手麻和脚麻。右手肘内侧有一硬块（3月底发现，不知道以前有没有），左手肘外侧有一硬块。很担心是传染病，清明节回家后与家人分开睡和吃。眼窝挨着鼻梁的两边红肿，左眼上糜烂，脸和鼻部出现2处溃烂，一直未愈。颈部从4月起一直僵硬，扭转不自如，7月后还经常出现气冲和疼痛的感觉。

8月19日出现肌肉不自主跳动，手臂和肘关节有时会出现虫爬感觉，肌肉、关节疼痛，低热，睡觉时有时手腕不自觉向内弯曲一下，睡觉时盖被子才出汗。8月20日晨起症状消失，白天感觉不适，很怕热，下午开始发热，19~20时汗出热退（这段时间晚上降温，据说很多人感冒）。

8月25日感觉身体和脸部发热（自觉是低热，未测体温），无汗出，手、手臂、肘关节、足关节出现痒和虫爬现象，关节疼痛，臀部关节疼痛明显，肝胆部位有疼痛感。耳朵有些许不适，眼睛有热感，太阳穴时有微痛感，前额也有过1次微痛感。另发现腹股沟出现湿疹，伴瘙痒（去年也出过，抹了些药膏后好转）。整体感觉身体不正常，晚上睡觉无汗出，后特意加盖被子后才出汗。

8月26日早上舒适一些，怀疑以上反应有可能是其他病毒感染的传染病，白天一整天感觉低热（没测体温），脸部发热。

8月27日开始按张涵医生建议暂时停止吃药，观察中。8月28日停药1天半，低热似乎好一点，但晚上睡眠差，入睡困难。手腕、手指、手臂、腿部、足部等处虫爬现象更多了，手臂和大腿稍明显。有时肌肉会突然痛一下，背部、肺部好像也有过疼痛，肝胆部位有些不适。感觉肛门外肌肉有糜烂（越来越觉得是传染病）。耳朵和脑部神经似乎也有疼痛（如果是传染病，来源猜测可能是前段时间在杂货店买的席子和床垫，或在外面干洗衣服）。不适症状感觉越来越严重了，次日凌晨1点多出现腹泻。

8月29日至9月1日，按张涵医生的要求用生甘草30克泡茶喝，当晚睡觉良好，没有失眠。8月29日白天虫爬现象减少，头痛、关节痛等减轻，肛门外的糜烂缓解，但晚上这些症状明显加重。9月2日至3日虫爬现象基本没有了，无低热，有持续性头痛，身体较为舒适。

2012年10月14日复诊，以上所言诸症均无，面部红斑退净，颈部僵硬感已消失。

按：《本草经》曰："甘草能解毒，治五脏六腑寒热邪气。"甘草能运中轴，兼解附子毒。该患者出现诸症乃过用附子，壮火食气所致，切勿误认为是排病反应。

面瘫之风中经络

——嗜酒伤肝，本气自虚，加感外邪

案例一

患者崔某，男，57岁，河南濮阳人。

2010年10月30日初诊：据患者妻子口述，右侧面瘫4日。治疗拟方如下：生黄芪250克，防风30克，生白术30克，桂枝30克，白芷20克，赤芍30克，当归30克，炙甘草30克，制附子45克，川干姜45克，红参30克，止痉散3~6克（研冲），辽细辛23克，麻黄10克（图59）。加水2.5升，文火煮，取300毫升，日1剂，分3次服，7剂。

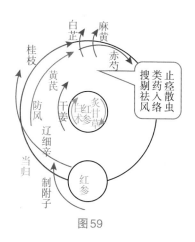

图59

2010年11月5日二诊：患者服7剂，面瘫愈十之八九。守方加制附子至60克，麻黄加至15克，加茯苓30克。7剂未尽，症状皆去。尽7剂停药。

案例二

患者张某，男，35岁，河南濮阳人。平素喜饮酒。2010年11月25日忽发面瘫，右睑废，睡不能闭合，流涎，口歪，脉虚大，尺弱。治疗拟方如下：生黄芪250克，桂枝45克，赤芍30克，川芎30克，当归尾30克，地龙30克，生桃仁15克，红花15克，枸杞子30克，菟丝子30克，熟地黄60克，制附子45克，干姜30克，炙甘草30克，生晒参30克，辽细辛30克，全蝎6克、蜈蚣3条（研冲）（图60）。加水2.5升，文火煮2小时，日1剂，分3次服，7剂。患者服7剂后，诸症减轻。守方又服7剂，痊愈。

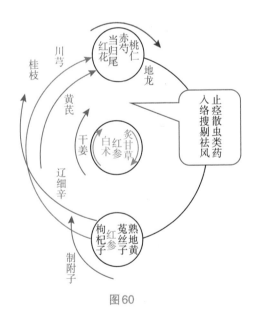

图60

案例三

患者吴某，男，42岁，深圳人。

2012年7月24日初诊：左侧面瘫3月余（4月15日发病），针灸3个月无好转，舌淡嫩、有齿痕，苔腻，脉左寸濡弱、尺弱，右弦搏大而沉紧，右寸、尺皆弱。治疗拟方如下：生黄芪250克，桂枝45克，茯苓45克，辽细辛30克，川芎30克，白芷30克，苍术30克，炙甘草30克，羌活30克，砂仁10克，熟地黄60克，制附子30克，止痉散3~6克（图61）。加水2.5升，文火煮2小时，日1剂，分3次服，14剂。

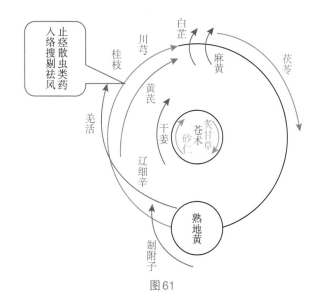

图61

2012年8月8日二诊：面瘫未见好转，询知带病工作，劳累，熬夜。嘱加生麻黄10克，14剂。

2012年8月22日三诊：面瘫有好转，尚未痊愈，日泻3~4次。嘱制附子加至60克，加枸杞子30克、红参30克。

2012年9月9日四诊：面部恢复，基本不歪斜，眼睛稍有不全闭，仍有皱眉困难，嘴唇稍麻，左侧进食不方便。近几日口腔破溃，舌下有4处溃疡，喝水时疼痛。嘱去苍术，加辽五味子30克、麦冬15克、制马钱子粉0.5克（冲）。

2012年9月24日五诊：口腔溃疡严重。嘱服引火汤，加熟地黄90克，天冬、麦冬、辽五味子、茯苓、巴戟天各30克（图62），3剂。3剂后，加制首乌60克，病愈。

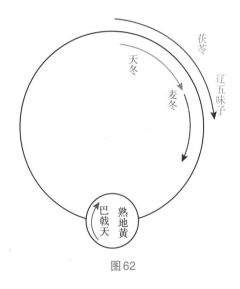

图62

按： 治愈此证许多，兹不赘列。症状虽然相同，但疗程却有长短，最快者2~3剂即愈，缓者却延数月，盖虚损有轻重之别，耗有多少之别，补耗相较，即有捷缓之不同。《黄帝内经》有言："以酒为浆，以妄为常，以欲竭其精，以耗散其真，故半百而衰也。"若"恬淡虚无，真气从之，病安从来？"

过敏性紫癜

——补土伏火

患者杨某，女，18岁，河南濮阳人。

2012年5月5日初诊：过敏性紫癜3个月。初发病时，身起红色斑疹，渐腿部肤色变紫，质硬。服激素治疗，白细胞计数12.1×10^9/L。刻下症见激素面容，唇淡白，舌淡白，尖赤，身瘦乏力，自汗，身燥热反畏寒甚，大便秘结，4~5日一行，月经量极少，脉虚数，关尺弱甚，左寸浮，右寸浮上。由其父背来就诊。治疗拟方如下：炒白术30克，茯苓30克，百合30克，山萸肉90克，生龙骨、生牡蛎各30克，活磁石30克，砂仁30克（姜汁炒），石决明30克，炙甘草45克，龟甲30克，制附子23克，红参30克（图63）。加水2升，文火煮90分钟，余300毫升，日1剂，分3次服，7剂。

2012年5月12日二诊：前方服7剂，精神、体力好转，自己走来就诊，大便已正常。刻下症见足膝冷如冰，脉较前有力，仍数，舌淡白，自汗减，腿部肤色仍紫、质硬，仍有紫癜发出。治疗拟方如下：炒白术30克，川干姜30克，茯苓30克，炙甘草60克，红参30克，制附子45克，川牛膝30克，油桂10克，山萸肉60克，怀山药30克，辽五味子10克，生龙骨、生牡蛎各30克（图64）。煮法同前，14剂。

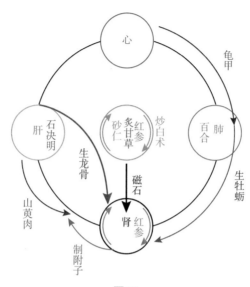

图63

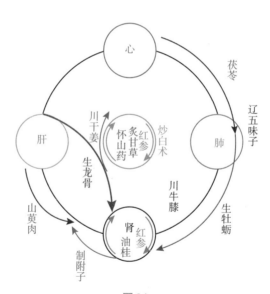

图64

2012年5月28日三诊：已无紫癜发出，面色转荣，激素面容已明显消退，舌色转红润，略有口腔溃疡，胸中略闷滞，脘腹时有胀痛，大便日行1次，脉左和缓，左寸偏滞，右寸浮上，右尺渐有力。此以补土伏火得效，微有上火症状，乃肺之敛降不足，治疗拟方如下：怀山药45克，茯苓30克，辽五味子15克，北沙参30克，炙甘草30克，炒白术30克，生龙骨、生牡蛎各30克，砂仁10克，川干姜15克，熟地黄45克，川牛膝30克，制附子15克，红参15克（图65）。煮法同前，14剂。

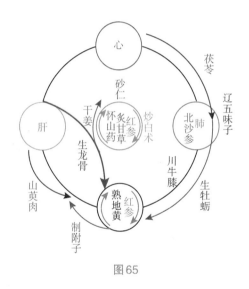

图65

2012年6月21日四诊：面色红润，已无病容，脉左和缓，右寸细上，舌淡红，苔薄白，腿部肤色由紫转荣色，偶有膝痛、头晕，腿部已能出汗，无紫癜发出。其右脉仍有细象，考虑荣卫未和，治疗拟方如下：桂枝15克，赤芍15克，杭白芍23克，杏仁15克，制附子15克，炮姜15克，炙甘草23克，北沙参23克，茯苓23克，苍术15克（图66）。煮服法同前，5剂。

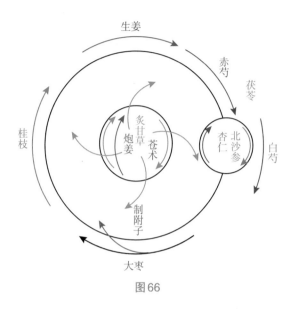

图66

2012年6月28日五诊：上方服5剂，多汗，自觉身热、面热，身出痒疹，面色红润，脉缓和。转服5月28日方，7剂。服后诸症痊愈，停药。

按：此证初诊时，受抗生素、激素治疗后，虽见皮肤有紫硬等症，而中气、宗气虚而不敛，故舍标治本，补土伏火，补中气而收敛之。

二诊时，中气已有很大改善，故能自己走来就诊。因其药误并未完全纠正，虽仍有紫癜发出，并未对此治疗，仅守初诊方。

三诊时已无紫癜发出，紫癜属血妄行，属火无制，以补土伏火得效，四维如轮，轮运失衡，运中轴即能使四维复圆，升降浮沉依序。虽未对症治疗，不治而治。有上火症状，审脉知其因在肺，故补中降肺。

　　四诊时见其腿部已能出汗，中气已充足，此时审脉见表不和之脉，处以调和荣卫之桂枝汤合理中汤，因肺降不足加重芍药用量。5剂而得汗，荣卫已和。改服三诊方7剂，以巩固疗效而愈，至2003年未再复发。

　　紫癜乃血妄行失度所致，有多种原因，该患者的病因仅为众多原因之一，不能以偏概全。

汗孔角化症

——乌梅丸改汤剂治愈

患者刘某某，男，66岁，北京人。先天右侧腹股沟红斑，边界清楚，痒甚，近几年渐扩大，诊断为汗孔角化症，中西医久治不愈，于2010年11月27日就诊。予乌梅丸方改汤剂，服1个月后，症去十之八九。2010年12月27日复诊，病去十之八九。

按： 本病红斑痒甚，病之部位在肝经循行处。考虑到属肝木化风，风行多变而寒热错杂，故予乌梅丸方改汤剂。服7日症状大减，故患者守方续服1个月。

手掌硬如老茧，头发如油浸

——附子理中丸调理效佳

患者王某某，女，23岁。两手掌硬如老茧数年，肢厥，易患外感，面色暗黄，舌淡苔白，头发油腻如油浸，脂溢性皮肤，每日必洗头，纳差。

2012年6月23日初诊：两日前受凉，出现发热、无汗、颈背强急，脉两寸浮紧细、关紧、尺弱。因工作无法服汤剂，故治疗予风寒感冒颗粒（服3日），感冒痊愈后服附子理中丸。患者服附子理中丸2~3盒后出现腹痛，但饭量大增，头部油腻减少，由每日洗头1次减为3日洗头1次。

2012年10月21日二诊：共服1个月丸剂，已不易感冒，纳佳，原掌中皮肤厚硬如老茧，刻已柔润如常人。

按：该患者由脾土虚寒，同土壤板结，致手掌皮肤厚硬如老茧。思其病因皆由饮食寒凉所致，脾胃渐虚寒，服温热药后渐解冻，故附子理中丸服2~3盒后腹痛而纳增。

何以头部如油？头部乃太阳所过，太阳经络运行迟滞，致经中之气郁蒸于外，故头如油浸，每日必洗头。太阳乃四维轮转之外层，太阳因中轴之停滞而运行迟滞，故运轴以复轮，而头部如油浸之症得解。

易外感乃因中土不运，即中土不运则纳差，致中气虚，荣卫之气不足，而致肺卫不固，易患外感；久之太阳经气行滞，故头发油腻，颈项强急。其病机仍是中轴不运。

看似完全不相及之见症，如掌中皮肤增厚如老茧、纳差、头如油浸、易外感、项背强急等，用圆运动之理法，却能详细分析出病机，即由中轴不运所致。

有表证当先治其表，故先以风寒感冒颗粒调其荣卫，再以附子理中丸调理脾胃，诸症痊愈。而其病因却是嗜食寒凉引起。

恩师曾言，明辨病因病机，则能执万病之牛耳！

胃病似心脏病

——运转脾胃治愈

患者张某，男，59岁，河南人。曾于2012年春天去石家庄工作，晚上心脏病发作，憋胀闷喘，入院急救。后又于南阳发作1次，去医院治疗，数日才恢复。

2012年7月5日初诊：面色红，舌淡，苔厚腻，纳差，腹胀，疲乏，心慌，脉右弦大、两尺虚、左关弦而虚。诊为劳倦伤脾，心脏病是标，脾胃不运，致生湿热上干心神。治疗拟方如下：姜半夏30克，砂仁10克（后下），枳实10克，厚朴30克，茯苓30克，干姜30克，炙甘草15克，生薏苡仁45克，杏仁15克，白蔻仁15克（后下），陈皮10克（后下），党参45克（图67）。文火煮半小时，日1剂，分3次服，7剂。

2012年8月4日二诊：服7剂后，诸症均退，身体轻健，自己守方又服21剂，停药至今，未有不适，脉浮、两尺弱，舌淡，苔薄腻。治疗拟方如下：姜半夏20克，砂仁10克（后下），生白术30克，厚朴15克，党参30克，生晒参18克，茯苓30克，枸杞子30克，菟丝子30克，辽五味子10克（图68）。14剂。

2013年3月随访，得知服药后未再有心脏不适。

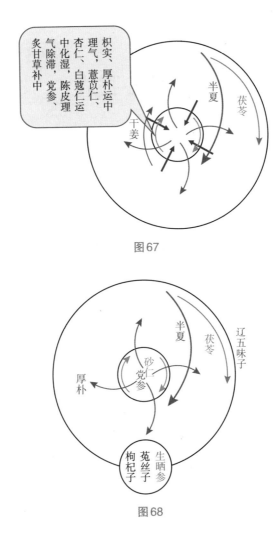

图67

图68

按：心脏病亦有多种病因，有心阳虚、心阴虚等。一些心脏病症状可见胃胀、不能食，但脾胃不适同样能引起心脏不适，出现心慌、胸闷。"审其脉证，知犯何逆"，辨证审因，明辨病因病机，尤其重要！

严重失眠

——伴有高血压，中药调理效佳

患者廖某，男，54岁。曾有7次手术史（肠腺瘤、肾结石、膀胱结石、白内障等）

2010年1月2日初诊：严重失眠数年，不服安眠药则整夜不寐，口干，血压偏高（常服降压药），面色绀紫，舌淡紫，脉濡，紧细沉有力，右寸浮，尺紧细。查血液指标多项异常（ALT、血糖、HDL-C、LDL-C偏高，K^+偏低），尿蛋白异常。治疗拟方如下：制附子30克，干姜30克，生晒参30克，炙甘草30克，生白术45克，茯苓45克，山萸肉45克，砂仁23克，生姜45克，乌梅30克（图69）。加水1.5升，文火煮80分钟，余300毫升，日1剂，分3次服，14剂。

2010年1月10日二诊：上方服7剂，睡眠佳，整日睡不醒，腹鸣如雷，矢气频转，血压时降时升。嘱守方。

2010年2月27日三诊：服药至今未间断，右脉大，关搏，尺弱，左寸浮，关弦，尺弱，由昼夜不寐转为多眠近2个月，血压仍高，面色绀紫减，舌胖多津。治疗拟方如下：怀山药45克，怀牛膝30克，生龙骨、生牡蛎各30克，磁石30克，炙甘草45克，山萸肉90克，制附子60克，干姜30克，生晒参30克，熟地黄90克，菟丝子30克（图70）。加水1.5升，文火煮80分钟，余300毫升，日1剂，分3次服，7剂。服药期间电话联系，渐渐精神、体力好转，嘱守方。

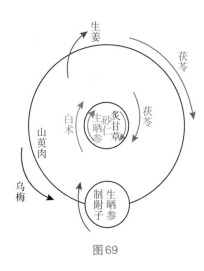

图69

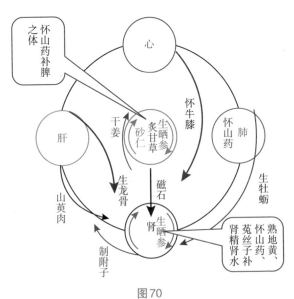

图70

2010年3月7日四诊：两尺脉已缓沉有力，舌胖多津，面色淡绀紫，血压时高时正常。治疗拟方如下：赤芍30克，怀牛膝30克，生龙骨、生牡蛎各30克，磁石30克，炙甘草45克，制附子60克，干姜30克，生晒参30克，熟地黄60克，茯苓45克，泽泻45克，菟丝子30克，党参45克（图71）。加水1.5升，文火煮80分钟，余300毫升，日分3次服，7剂。

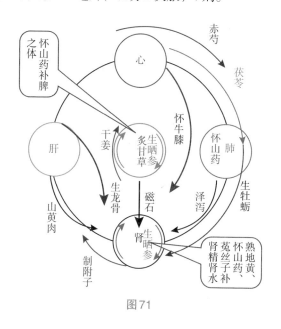

图71

2010年3月21日五诊：查血常规、肝功能正常，尿常规除尿蛋白异常外，其他已正常，肾功能指标已接近正常，血压仍不稳定。嘱守方7剂。

2010年3月28日六诊：眠食均佳，大便正常，血压时高。守方14剂。后间断服药，眠食俱佳，调理至2010年12月11日，血压已正常，气色明润。

按： 该患者多因寒湿之邪阻塞三阴，阳气不能入内，而成不寐。面色绀紫、舌淡紫、脉濡，可辨证为寒湿瘀阻，故见血压偏高。治疗宜温阳化浊，其服药后腹鸣如雷、矢气频转，提示浊湿之邪消解，阳气得入里，而成寐。之后其血压仍有时高，予以温氏奔豚汤温阳潜镇，使阳气能够潜藏而痊愈。

食管癌

——胃气败坏

患者杨某，男，74岁，北京人。2011年3月9日至医院检查提示食管中上段鳞癌，糜烂性、萎缩性胃炎，胃窦黄色瘤，幽门前区黏膜隆起待查。主要表现为食则噎，其学中医的儿媳曾嘱服旋覆代赭汤加三棱、莪术、白花蛇舌草，数剂后症状减轻。

2011年3月19日初诊：体形偏瘦，面色黄白，颧赤，唇颤动，舌淡、少苔、根腻，食则噎，时呃逆，胃脘痛，大便干燥，健忘，神疲乏力，夜尿频，肢厥，脉弦硬，右寸关弦硬而弱，尺弱甚，左寸弱，关尺弦浮细。治疗拟方如下。

处方1：生半夏75克，代赭石30克，生白术45克，党参45克，砂仁10克（后下），茯苓18克，干姜18克，阿胶10克（烊化），炙甘草30克，高丽参15克（研冲），当归10克，紫苏梗15克，制附子15克，生姜45克（图72）。

处方2：熟地黄45克，肉苁蓉30克，枸杞子30克，菟丝子30克，制首乌20克，怀山药30克，紫苏梗10克，茯苓15克，山萸肉30克（图73）。

两方煎法：加水1.5升，文火煮80分钟，余300毫升，日1剂，分3次服。先服7剂处方1，再服7剂处方2。

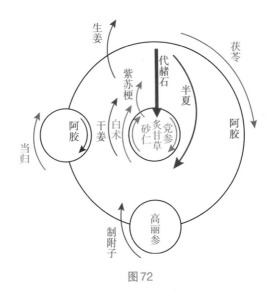

图72

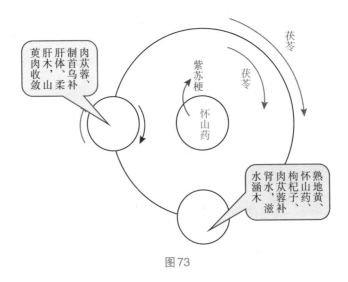

图73

2011年4月2日二诊：已服12剂，诸症减轻，大便通畅、成形，脘痛减，肢厥转温，食噎减，纳好转，舌根苔腻消退，脉迟大、弦硬。治疗拟方如下。

处方1：生半夏75克，代赭石30克，生白术45克，党参45克，砂仁10克（后下），茯苓18克，干姜23克，阿胶10克（烊化），炙甘草30克，高丽参15克（研冲），当归10克，紫苏梗15克，制附子30克，生龙骨、生牡蛎各30克，生姜45克（图74）。

处方2：熟地黄60克，鹿角霜45克，炮姜23克，油桂5克，麻黄5克，白芥子10克（炒研），炙甘草30克，山萸肉45克，制附子30克，怀山药30克，枸杞子30克，菟丝子30克。（两方轮服，煮法如前）。

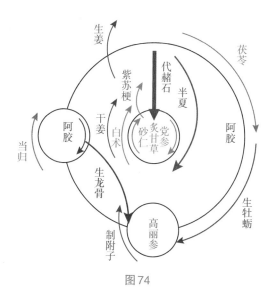

图74

2011年4月16日三诊：前方服13剂，夜尿频已好转，夜尿2次。刻下症见天突穴处痛，纳可，食噎、呃逆减，大便通畅、成形，胫略浮肿。守4月2日方，加服软坚化结冲剂。

2011年5月14日四诊：服药2个月，颧赤已退，纳可，可进食馒头、饼干，偶有呃逆，大便黏，脉弦硬，两尺尚有力，脘痛已消，天突穴处偶有痛感，舌淡润。守方，处方1中加浙贝母30克。

2011年6月11日五诊：纳转佳，精神转佳，大便正常，胸脘吞咽时痛，左尺脉较前有力，关脉仍弦硬。治疗拟方如下。

处方1：生半夏75克，生南星30克，生白术45克，延胡索10克，党参45克，砂仁10克（后下），茯苓23克，干姜23克，阿胶10克，高丽参15克（冲），当归15克，紫苏梗15克，制附子30克，生龙骨、生牡蛎各30克，生姜45克。

处方2：熟地黄60克，鹿角霜45克，炮姜23克，油桂5克，炙麻黄5克，白芥子10克（炒研），炙甘草30克，山萸肉45克，制附子30克，怀山药30克，枸杞子30克，菟丝子30克。煮服法如前。

守方服药4个月，检查病灶未增大。后又出现胸脘疼痛，另寻医治疗，予栝楼薤白白酒汤5剂，胸脘痛未减，增气短等症，遂停药。1个月后复查提示病灶增大，隧改寻求西医方法治疗。

按：余以此病乃虚证，"邪之所凑，其气必虚"。胃气虚极而现木克土之弦脉；胸中痛之症状，不可以实邪论之。《伤寒论》曰："胸痛彻背者，栝楼薤白白酒汤主之。"当胸中有实邪方可用瓜蒌，不可拘泥于方证对应而死于句下。

小儿体虚外感

——发热、咳嗽明显

2012年4月20日22：12信曰："张医生，您好。请问以下药方治咳嗽、痰多是否可行？小儿咳嗽严重，每隔10分钟就咳1次，现在还低热，舌苔白黄厚腻。药方：制附子15克，干姜10克，炙甘草30克，麻黄5克，辽细辛10克，生晒参15克，生半夏30克，茯苓30克，杏仁15克，大枣5克，乌梅18克，桂枝15克，赤芍45克，生石膏125克。"

当时我在山西，收到此信后，虽未面诊，但感觉方中生石膏用量如此之重，恐服后变生他证，便详问症状。知其为广东廉江人，儿子4岁，外感风寒，发热、咳嗽数日，上方为当地医院医生所开。患儿家长恐生石膏量重，故电话垂询。于是我在电话中为其建议一方。

2012年4月21日15：54信曰："张医生，您好。昨晚喝了1剂您开的药方（生半夏30克，辽五味子10克，炙紫菀、款冬花各10克，白果20克，麻黄5克，辽细辛3克，生晒参15克，生姜30克，乌梅30克，生白术15克，炙甘草15克），小儿今晨已退热，但咳嗽、痰多没有明显改善，是否要改方？睡觉时有汗出，痰鸣音明显，出汗后即咳，连咳。"

2012年4月23日16：37信曰："张医生，您好。昨日按您上次开的药方煮了1剂，饮后1小时入睡，睡后大汗出，衣服湿了几件，能清楚听到喉咙有痰鸣音，醒后咳出一些淡黄色黏稠痰。整个人很疲劳，舌苔不黄了。"嘱其去麻黄、生姜，加鲜竹沥3支。

2012年4月24日8：18信曰："张医生，昨天下午小儿喝了半碗去麻黄、生姜，加鲜竹沥的汤药，昨晚入睡后出汗甚多，弄湿了几件衣服，没有咳嗽。早晨起床后打喷嚏，鼻流脓黄涕，咳嗽，痰黄稠，舌苔厚白腻，应如何治疗？他出生时头顶有一个小淋巴结，耳朵上有两个淋巴结，两年间多次使用抗生素。现在4岁，体重13公斤，面黄，黑瘦，手指发黄。请问淋巴结能治愈吗？"嘱上方再服几日。

2012年4月24日信曰："张医生，您好。这两日小儿睡觉时多汗，醒后流鼻涕，感觉呼吸稍喘，睡觉打鼾，咳嗽较少，但咳痰较多。2岁时有喘过，中药要停吗？"嘱续服而愈。

按：该患者外感咳嗽、发热，属于麻黄汤证或小青龙汤证，服后热退，但仍咳且痰增多，说明药证相符（能够咳出痰提示病情已有好转）。又服，咳出许多黏痰，但汗多，考虑体虚发汗太过，故去麻黄，续服而痊愈。

大肉陷下，大骨枯槁

——以怀山药补虚羸

案例一

患者冯某，男，81岁，北京人。糖尿病病史20余年，有中风（3次）、抽搐、癫痫病史。2012年春节出现昏迷，住院治疗。出院后经医生精心推拿调理，渐渐能食，恢复神志，肌肉萎缩减缓。

2012年7月16日初诊：大肉陷下，双目深陷，腹凹如舟，瘦如皮包骨，舌光红无苔，脉尚沉缓，趺阳脉可见，太溪脉不见。治疗先理脾胃、补元气，拟方如下。

处方1：炒怀山药研粉，每日1~3两，冲服。

处方2：生怀山药30克，高丽参10克（冲服），生白术10克，炮姜10克，炙甘草15克，党参30克，砂仁10克（后下），生麦芽30克，炒谷芽10克（图75）。文火煮半小时，余150毫升，日1剂，分3次服。

处方3：培元固本散，2克/次，日2次，空腹冲服。服至2012年7月29日，纳食有改善。

2012年10月13日二诊：经过近3个月的精心调理（女儿细微照顾，医生不间断推拿，服药从未间断），面色已转润泽，大肉陷下渐复充盈，腹部亦渐平复，脉较前有力，神志清楚，舌仍光红，近几日有痰，大便日行3~4次。守前方加杏仁10克、黄芪30克。服数日有些上火症状，嘱酌情去黄芪。

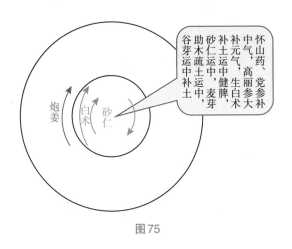

图75

2012年10月30日三诊：咳痰已基本好转，但仍大便日行3~4次，神疲欲睡。此为肝木疏泄失度，木虚。嘱上方加枸杞子30克、肉苁蓉30克、巴戟天30克。

2012年11月9日四诊：每日大便由3~4次转为1次。嘱守初诊方，仍加枸杞子30克、肉苁蓉30克、巴戟天30克。

按：据《黄帝内经》记载，"大肉下陷，大骨枯槁"多为不治之症，但该患者因其女儿及家人照顾细致，加上按摩得当，又能服药，而药以补脾胃为治，故疗效较好。

需要特别说明的是，道地药材非常重要。高丽参产于韩国；怀山药产于古怀庆府，今焦作沁阳一处垆土地所产为真，为补脾胃之上品，多食无敝，先贤张锡纯曾以怀山药数两救人于垂危，若非道地药材，何能建功。

案例二

时某，男，39岁。有乙型病毒性肝炎病史，经治转阴。

2011年1月7日面诊：西医检查提示肝囊肿数处，左叶0.8cm×0.7cm，右叶大者1.1cm×0.7cm。自觉口干，舌胖大，苔白腻，脉左关弦沉细。治疗拟方如下：桂枝15克，当归15克，党参30克，干姜15克，紫苏梗15克，薄荷5克（后下），柴胡10克，生白术23克，枳实10克，熟地黄45克，山萸肉30克，制附子10克。文火煮1小时，日1剂，分2或3次服，30剂。守方服1个月后停药。至夏季时体检，囊肿已缩小一半，嘱继续守方再服1个月。

痹证膝关节肿硬如斗

——温通经络

患者毛某，男，71岁，河南开封人。痹证病史10余年，近两年加重，膝关节肿硬如斗，弯曲不能行走，痛剧不能寐。已服黄连、黄柏、威灵仙等中药1年余。西医诊断为类风湿关节炎，患者已不奢望治愈，唯以不痛为盼。

2011年10月16日初诊：周身关节疼痛，唇紫，舌淡，颧赤，脉大而紧，右劲，尺尚有力。治疗拟方以大乌头汤加减：生黄芪250克，制川乌30克，制附子45克，川牛膝30克，山萸肉60克，茯苓45克，红参30克，生桃仁30克，红花15克，防风30克，麻黄10克，辽细辛45克，生龙骨、生牡蛎各30克，炙甘草60克（图76）。加水3升，文火煮，取300毫升，日1剂，分3次服，二煎熏洗足膝，7剂。

2011年3月27日二诊：服前方21剂，腿肿已退，膝关节肿大已消过半、痛大减。自述今年冬季行动好于往年。停药半个月，疼痛又有反复。刻下症见腿胫午后微肿，酉时头痛似外感，夜间腿痛减轻，眠食均佳，夜尿2~4次，脚仍凉，腿尚不能伸直，右手肿痛已退，脉沉紧有力，左弱于右，舌淡红，略有瘀斑，苔薄白，唇紫。嘱前方生黄芪改为90克，制附子改为23克，加菟丝子30克。1剂分3日服。

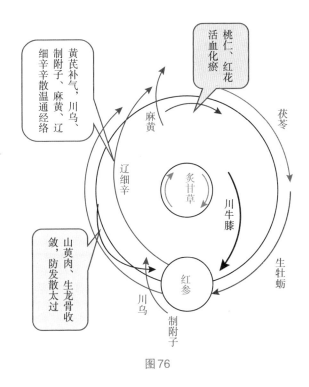

图76

2011年5月8日三诊：腿屈伸较前灵活，站立已稳，能行走，但腿伸不直，膝关节肿大已消，小便困难。守方加枸杞子30克、生白术30克、沙苑子30克、红参23克。1剂分3日服，14剂。

2011年7月2日四诊：继服1个月，腿膝已不痛，唯左膝内侧动则痛，筋僵，右膝严重变形已渐复原。守方加服黑龙丹，日1粒。服后膝痛加重，久病筋久曲，已变短，考虑因疏通其经筋之力增强，故痛加重。嘱不可畏痛，加强腿膝的活动幅度，以拉长其筋。后随访已能正常行走，可从事一般体力劳动。

按： 该痹证患者属于风、寒、湿之邪合而成痹，治宜温散寒邪，温通经络，方予大乌头汤加味。方中黑龙丹的主药制马钱子，能够疏通经络，消肿止痛，除痹。

疑奇经八脉阳维病

——畏寒甚，皮常湿

患者胡某，女，42岁，江苏人。怀孕期间纳凉则泻。2011年8月底剖宫产，产前、产后均有腹泻，并有畏寒反而多汗的症状。服中药后大便干燥。

2012年6月24日初诊：怕冷，汗出后加重，两小腿下段至脚踝处怕冷敏感，晚上怕热，腿露在外面则冷，盖上又容易出汗，白天动则汗出，以背部、胸部、头部为多，晚上一睡觉即盗汗，躺下后背也出汗，半夜盗汗有所好转，侧睡醒来时朝上一侧出汗，不出汗受风感觉尚可，强风吹头则有不适，右耳时有钻风，有时连及右腿。失眠严重，多半夜醒来难以入睡。自觉全身浮肿，指压有凹陷。1个多月前查尿常规提示尿微量白蛋白偏高（30mg/L）。下肢乏力，足跟易痛，大便近日常不成形。脉右寸弱，关紧细而枯，尺沉弱；左寸浮紧，关缓，关尺偏枯。此为外有表证未解，内真阴已虚。其似太阳证久不解，而渐入奇经阳维之证，"阳维为病苦寒热"而久患表不固，自汗、盗汗致真阴虚损，故脉现枯象。治疗拟方如下：桂枝30克，赤芍15克，白芍23克，炙甘草30克，生龙骨、生牡蛎各30克，辽五味子15克，西洋参30克（另炖），生半夏30克，炒白术30克，熟地黄60克，制附子30克（图77）。煮90分钟，日1剂，分3次服，3剂。

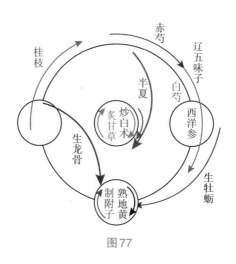

图77

2012年6月28日二诊：服1剂小便困难症状好转，现3剂已服完。若表证已去，可原方去桂枝、赤白芍，服半个月。

2012年7月11日三诊：前药服后右耳钻风感已无，不怕自然风，睡眠明显好转，但腿怕冷加重，仍有身肿，走路易喘。嘱仍加桂枝、赤芍，7剂。

2012年7月29日四诊：畏寒已去，纳差，嗳气，大便日2次。嘱服香砂六君丸、麦味地黄丸。

2012年10月13日五诊：畏寒已消，无关节发冷，睡至凌晨3~4点即醒，脉浮细，两尺弱。治疗拟方如下：熟地黄45克，枸杞子30克，怀山药30克，茯苓30克，女贞子30克，生半夏30克，砂仁10克，生龙骨、生牡蛎各30克，菟丝子30克，山萸肉30克，红参须15克（图78）。加水1.5升，文火煮60分钟，余300毫升，日1剂，分3次服，14剂。

2012年11月1日六诊：服前方14剂后，睡眠好转，偶有微汗出，大便成形，但膝以下发冷。嘱加油桂10克、川牛膝30克、制附子30克，山萸肉加至60克，7剂。

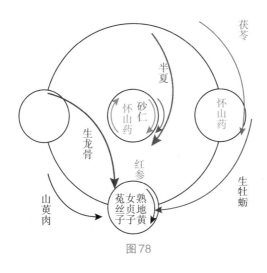

图78

2012年11月19日七诊：11月1日调方未服。服14剂10月13日方后已基本无汗出，无盗汗，怕风、怕冷有改善，已如常人着衣，能安睡6~7小时，脉缓和，左关弦细涩。治疗拟方如下：熟地黄45克，枸杞子30克，怀山药30克，茯苓30克，女贞子30克，生半夏30克，砂仁10克，龙骨30克，牡蛎30克，菟丝子30克，山萸肉60克，红参15克，制附子10克，阿胶10克（烊化）。加水2升，煮沸90分钟，日1剂，分3次服，14剂。至此，已经基本解决了畏寒、出汗这一对非常矛盾的症状，同时失眠也已基本解除。余下的下肢畏寒，待其元气充足后自然会痊愈。这次加入了一些温阳药，用温热药补阳的先决条件是阴能藏阳。

按：桂林古本《伤寒杂病论·平脉法第二》曰："阳维与诸阳会，其为病在脉外，发寒热，脉当浮而虚"，"阳维伤，则畏寒甚，皮常湿"，治法"阳维伤，则调卫"。该患者有畏寒、汗出的症状，畏寒似应扶阳，汗出似应敛阴，看似症状非常矛盾，但与阳维为病症状相符。表气卫气不固，故见汗出；肺金主表之卫气，肺气虚，肺金不敛降，久则下元虚寒，故见畏寒。《黄帝内经》曰："肾者水也，而生于骨，肾不生则髓不能满，故寒甚至骨也。"此是肾水虚而生内寒，"人有身寒，汤火不能热，厚衣不能温"，故治疗以敛肺固表，温补肾水。

附：患者的病程记录

2011年11月1日（剖宫产后72天）：赴南京找周仲瑛先生治疗，刻下症见动则汗出湿衣，怕冷，时有膝软，胃部喜暖，寐差，便秘，苔黄，舌质略暗，脉虚弦。诊断为肺虚脾弱，表卫不固。治疗拟方如下：炙桂枝10克，炒白芍10克，炙甘草10克，焦白术10克，茯苓10克，法半夏10克，煅龙骨20克，煅牡蛎25克，浮小麦30克，碧桃干15克，生姜2片，大枣4枚，炒枳壳10克，防风6克，麻黄根10克，糯稻根20克，鹿衔草15克。

2011年11月15日：盗汗缓解，白天仍动则汗出，怕冷，两足尤甚，睡眠改善，肩胛、腿部偶痛，手等处有一过性痛，脱发多，常腰痛，大便正常，苔黄腻，舌质略暗，脉虚弦。治疗原方去法半夏，加制附子6克、当归10克、鸡血藤15克。

2011年12月6日：盗汗，以胸为多，失眠，怕冷，足跟痛，痛有时发凉，寐差，肩膀时冷，苔黄薄腻，脉细。

2011年12月18日：去南昌治疗，服柴胡桂枝汤5日，出汗增多，头部开始怕冷、怕风，又服前方。

2012年1月3日：头部怕冷，两下肢奇冷，寐差，盗汗，苔黄薄腻，舌质暗紫，脉小弦滑。治疗前方加制附子9克、怀山药

10克、当归10克、淫羊藿10克、巴戟天10克、白芷10克。

2012年1月17日：盗汗，身热，头部多汗，晚上需戴帽子，汗后肘部怕冷，苔黄，舌质暗，脉细。治疗将原方制附子改为6克，去炒枳壳，加功劳叶10克、白薇15克、当归10克、鸡血藤15克、淫羊藿10克。

2012年2月7日：头怕风严重，脸怕风，腰以下尤怕冷，苔黄中腻，舌质暗隐紫，脉细。治疗原方加夜交藤20克。

2012年2月18日：另服3位中医的中药，均服数剂，停药。

2012年3月13日：盗汗减，白天仍有汗，头面怕风明显，身体有游走性疼痛，沮丧，寐差，口有时干，苔黄薄腻，舌质暗红隐紫，脉小滑。治疗仍用原方加减：炙桂枝10克，炒白芍10克，炙甘草3克，生黄芪20克，焦白术10克，煅龙骨20克，煅牡蛎25克，浮小麦30克，太子参12克，北沙参10克，麦冬10克，五味子4克，熟酸枣仁15克，川百合12克，知母10克，丹参12克，防风6克，麻黄根10克，鹿衔草15克，老鹳草15克。

2012年4月3日：症状大致如前，治疗前方加黄柏6克、糯稻根20克、鸡血藤15克、桑寄生15克。

2012年4月24日：寐差，郁闷，腰背痛，盗汗，对室温敏感，苔黄薄腻，舌略有齿印，脉细滑，盖被子则汗出，不盖被子则怕冷，断断续续服半年中药，原来的症状没缓解，新症状不断出现。

2012年5月9日：服用扶阳派中药，用过桂枝汤、越婢汤，后至今在用小青龙汤加减。

2012年6月12日：自配服培元固本散。白天汗出无改善，睡眠反复。

风湿性心脏病

——心力衰竭

患者李某，女，55岁。患风湿性心脏病多年。2009年11月至医院检查提示二尖瓣、三尖瓣关闭不全，二尖瓣狭窄，肺动脉高压86mmHg。2010年1月于医院检查提示双房、右室增大，左室偏小。

2010年2月20日初诊：面色黧黑晦暗，唇紫，胸闷喘，指白，颧赤，舌淡苔淡白薄，喘闷不得卧寐，肢厥如冰，脉左寸涩弱紧、关弱、尺弱甚，右寸滑大斜上、关弱、尺弱甚。治疗拟方如下：生半夏45克，制附子45克，干姜45克，炙甘草60克，生晒参30克，生龙骨30克，生牡蛎30克，生磁石30克，生山萸肉90克，生姜45克，大枣12枚（图79）。加水2.5升，煮沸2.5小时，余300毫升，分3次服，前3日日夜连服，10剂。

2010年2月27日二诊：去生半夏，加葶苈子15克（包煎）、车前子15克、高丽参30克、瓜蒌20克。

2010年3月6日夜间胸闷欲死，已服17剂，其间甚则不能行动。2010年3月7日检查提示心力衰竭，但咳喘已去，精神佳，已能外出行动。服药期间病症多有发作，但每发作一次，病即减轻一点。

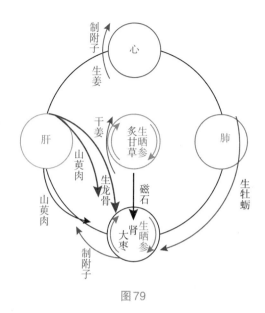

图79

2010年3月9日三诊：诸症已去，早已外出行动，长时间外出自觉腰困。嘱前方去瓜蒌，加菟丝子、肉苁蓉、枸杞子各30克。

2010年5月8日四诊：前方已服71剂，面色红润，面色黧黑、唇紫已去，与前判若两人，能正常劳作，偶有黏痰，不易咯出，掌色红润，唇仍淡紫，舌淡苔薄白，脉左寸关弦紧、尺濡弱，右寸稍浮紧、关稍弱、尺弱。治疗拟方如下：制附子60克，干姜45克，炙甘草60克，高丽参30克，葶苈子15克（包煎），杏仁15克，辽五味子23克，麻黄5克，生龙骨、生牡蛎各30克，磁石30克，生山萸肉90克，菟丝子30克，肉苁蓉30克，枸杞子30克，茯苓30克，生姜45克，大枣12枚，炙款冬花10克，炙紫菀10克（图80）。煮法同前，加水2.5升，煮沸2.5小时，日1剂，分3次服。

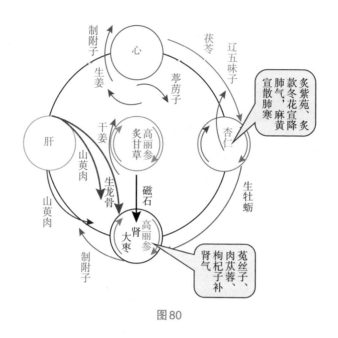

图80

2010年6月17日五诊：又服30剂，诸症均退，但因劳累过度、惊恐而出现心房颤动，查心脏彩色超声示右房血栓形成，大小为3.7cm×3.2cm。近4~5日精神、睡眠、饮食均佳。治疗拟方如下：制附子45克，干姜30克，炙甘草45克，高丽参30克，葶苈子10克，杏仁15克，生桃仁30克，辽五味子15克，京赤芍23克，丹参90克，生龙骨、生牡蛎各30克，山萸肉45克，菟丝子30克（白酒浸），枸杞子30克，茯苓30克（图81）。加水2.5升，煮沸2.5小时，日1剂，分3次服，14剂。患者服药期间心脏病发作次数逐渐减少，以前上2层楼需停歇几次，现在上5层楼不用休息，体力、精神大为好转，因心房内血栓较大，后患者采取西医手术治疗。

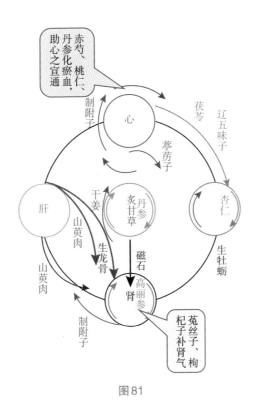

图81

2013年7月20日六诊：心脏瓣膜术后3年，近日足胫肿，有妇科炎症，脉左寸弱、关弦，右寸搏结、关缓尺弱，舌淡偏紫，舌下瘀。治疗拟方如下：制附子15克，炮姜30克，炙甘草30克，红参30克，当归20克，桃仁30克，红花15克，茯苓30克，车前子30克，枸杞子30克，菟丝子30克，熟地黄45克。加水2升，煮沸90分钟，日1剂，分3次服，14剂。服后足胫肿痊愈。后患者因经济条件原因，自觉吃药后无不适症状，故决定不再服药（临床中这样的情况屡见不鲜，很多疾病多因此留下病根）。

2019年9月28日七诊：心脏瓣膜置换术后11年，西医检查提示冠状动脉粥样硬化性心脏病，冠状动脉两支分别堵塞80%、60%。心绞痛常发作。刻下症见面色晦暗，唇紫，舌紫，纳可，脉促，房颤发作，脉两寸浮。治疗拟方如下：红参30克，炮姜20克，炙甘草20克，淡附片20克，山萸肉30克，生龙骨、生牡蛎各30克，磁石30克，赤芍10克，砂仁10克（后下），檀香10克（后下），降香10克（后下），野丹参30克，槐米6克（图82）。加水2.5升，煮沸2小时，日1剂，分3次服，7剂。

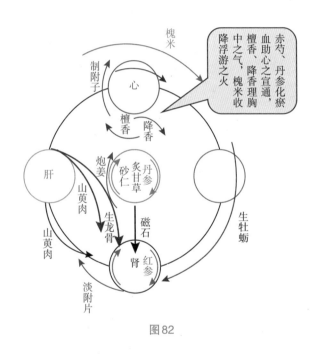

图82

2019年11月2日八诊：服前方至今，心绞痛次数大减，偶因劳累发作，时间较短，面色中庭转明，舌淡，脉右寸显结，两寸弦细硬，偶有止歇。治疗拟方如下：红参30克，炮姜20

克，炙甘草20克，淡附片20克，山萸肉30克，生龙骨、生牡蛎各30克，磁石30克，赤芍10克，砂仁10克（后下），檀香10克（后下），降香10克（后下），野丹参30克，槐米10克，巴戟天30克。加水2.5升，煮沸2小时，日1剂，分3次服，30剂。

2021年随访，患者身体尚健，不辍劳作。

按： 该患者初诊为一派阳衰表现，以破格救心汤治疗后，咳喘去、精神佳。服药17剂后夜间出现胸闷欲死，此为正气与邪气交争，收复失地。在治疗过程中，其病症反复多次发作，但每发作一次，症状减轻一次，说明正气渐充，胜于邪气，能收复失地。若正气不能胜邪，则回濒危，是故用药切勿药不胜病。

该患者痊愈后，本应补其元气以免后患，避免劳累以免复发，但由于其又劳累惊恐，使旧病复发，引起心脏瘀血，终致手术，置换心脏瓣膜。因此，大病初愈后，一定要守禁忌，即不要劳累、大喜大悲，禁房事。